防治高脂血症的**降脂**食疗方

主编 郭 力 郭俊杰

编 者（按姓氏笔画排序）：

于 涛 刘艳君 齐丽娜 李 东

李 瑞 何 影 张 彤 张黎黎

董 慧

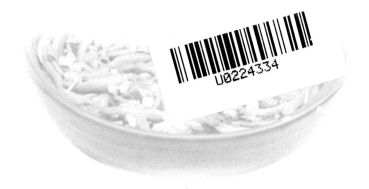

U0224334

中国协和医科大学出版社

图书在版编目（CIP）数据

防治高脂血症的降脂食疗方／郭力，郭俊杰主编. —北京：中国协和医科大学出版社，2017.9

ISBN 978-7-5679-0658-7

I. ①防… II. ①郭… ②郭… III. ①高血脂病-食物疗法-食谱 IV. ①R247.1 ②TS972.161

中国版本图书馆 CIP 数据核字（2017）第 093543 号

常见慢性病防治食疗方系列丛书
防治高脂血症的降脂食疗方

主　　编：郭　力　郭俊杰
策划编辑：吴桂梅
责任编辑：吴桂梅

出版发行：**中国协和医科大学出版社**
　　　　　（北京东单三条九号　邮编100730　电话65260431）
网　　址：www.pumcp.com
经　　销：新华书店总店北京发行所
印　　刷：中煤（北京）印务有限公司

开　　本：710×1000　1/16 开
印　　张：11.75
字　　数：190 千字
版　　次：2017 年 9 月第 1 版
印　　次：2017 年 9 月第 1 次印刷
定　　价：38.00 元

ISBN 978-7-5679-0658-7

前　言

目前，很多家庭的饮食结构和习惯都存在着一些不合理的成分，如饮食过于追求精细，营养搭配不合理，营养摄入不均衡，高热量、高脂肪食物摄入严重超标等，这些都是引起高脂血症的重要原因。高脂血症早期没有明显的症状或不适，不易被患者察觉，只有并发动脉粥样硬化、高血压、糖尿病、肥胖症等疾病，才会表现出相应的症状。因此，要重视高脂血症的预防，首先应该选择健康的生活方式和饮食结构。

中医讲"药食同源"，就是指人们常说的"药补不如食补，药疗不如食疗"，这是中华五千年文明史的经验总结。因此，人们一直在探索如何通过根据自己的身体状况选择、搭配、烹调食材，做出即美味可口，又营养均衡的食物，这就是现代营养学的科学饮食调养宗旨。然而，食疗方法浩如烟海，寻常百姓对各种疾病的食疗知识了解并不全面。因此，尽快普及营养知识，指导人们建立健康、文明、科学的生活方式防病治病显得非常迫切，本书就是为此而编写的。

本书详细地介绍了高脂血症的临床知识和营养方面的知识，科学系统地介绍了高脂血症患者适宜食用的粥、羹、菜肴、汤肴以及茶饮方等食疗方，并对每一食疗方从原料、制作、用法、功效四方面做了详细的阐述，并配有精美的图片，可谓图文并茂，即操作简单，又功效显著。

本书融知识性、实用性、科学性和趣味性为一体，为高脂血症的防治提供了行之有效的食疗知识。

由于编者水平有限，书中若存在疏漏或未尽之处，恳请广大读者批评指正，以便再版时修订。

编者
2017 年 1 月

目　　录

第一章 高脂血症的基础知识

第一节 高脂血症的概念

 什么是高脂血症

血脂是人体血浆内所含脂质的总称，其中包括胆固醇、三酰甘油、胆固醇脂、β-脂蛋白、磷脂、未脂化的脂酸等。大部分胆固醇是人体自身合成的，少部分是从饮食中获得的。三酰甘油恰恰相反，大部分是从饮食中获得的，少部分是人体自身合成的。

当血清胆固醇超过正常值 5.72mmol/L、三酰甘油超过 1.7mmol/L 即可称之为高脂血症，亦称作高血脂症。脂质不溶或微溶于水，必须与蛋白质结合以脂蛋白的形式存在，因此，高脂血症通常也称为高脂蛋白血症。

高脂血症的分类

高脂血症有两种常见的分类方法，一种是根据血脂成分分类，另一种是根据发病原因分类。

1. 根据血脂成分分类

根据血清总胆固醇、三酰甘油和高密度脂蛋白-胆固醇（HDL-C）的测定结果，高脂血症分为以下4种类型：

（1）高胆固醇血症：血清总胆固醇（TC）含量增高，即 TC>5.70mmol/L，而三酰甘油（TG）含量正常，即 TG<1.81mmol/L。

（2）高三酰甘油血症：血清三酰甘油（TG）含量增高，即 TG>1.81mmol/L，而总胆固醇（TC）含量正常，即 TC<5.70mmol/L。

（3）混合型高脂血症：血清总胆固醇（TC）和三酰甘油（TG）含量均增高，即 TC>5.70mmol/L、TG>4.5mmol/L。

（4）低高密度脂蛋白血症：即血清高密度脂蛋白胆固醇（HDL-C）含量降低，即 HDL-C<0.91mmol/L。

2. 根据发病原因分类

根据高脂血症的病因，基本上可分为两大类，即原发性高脂血症和继发性高脂血症。

（1）原发性高脂血症：原发性高脂血症的病因包括遗传因素和饮食因素。遗传可通过多种原因引起高脂血症，某些可能发生在细胞水平上，主要表现为细胞表面脂蛋白受体缺陷以及细胞内某些酶的缺陷（如脂蛋白脂酶的缺陷或缺乏），也可发生在脂蛋白或载脂蛋白的分子上，多由于基因缺陷引起。饮食因素作用比较复杂，住院中的高脂蛋白血症患者有相当大的比例与饮食因素密切相关。

（2）继发性高脂血症：继发性高脂血症是由于其他原发疾病所引起的，这些疾病包括：糖尿病、肝病、甲状腺疾病、肾脏疾病、肥胖症、糖原贮积症、痛风、肾上腺皮质功能不全病、库欣综合征、异常球蛋白血症等。

三、高脂血症的临床表现

1. 轻度高脂血症通常没有任何不舒服的感觉，但没有症状不等于血脂不高，定期检查血脂至关重要。

2. 高脂血症较重时会出现头晕目眩、头痛、胸闷、气短、心慌、胸痛、乏力、口角歪斜、不能说话、肢体麻木等症状，最终会导致冠心病、脑卒中等严重疾病，并出现相应表现。高脂血症常常伴随着体重超重与肥胖。

3. 长期血脂高，脂质在血管内皮沉积所引起的动脉粥样硬化会引起冠心病和周围动脉疾病等，表现为心绞痛、心肌梗死、脑卒中和间歇性跛行（即肢体活动后有疼痛感）。

4. 少数高脂血症患者出现角膜弓和高脂血症眼底改变。角膜弓又称老年环，形如鸽子的眼睛，若发生在40岁以下，则多伴有高脂血症，以家族性高脂血症多见，但特异性不强。高脂血症眼底改变是由于富含三酰甘油的大颗粒脂蛋白沉积在眼底小动脉上引起光折射所致，常常是严重的高三酰甘油血症并伴有乳糜微粒血症的特征表现。

四、高脂血症的先兆表现

1. 早晨起床后感觉头脑不清醒，早餐后可改善，午后极易犯困，但夜晚很清醒。

2. 睑黄疣是中老年女性血脂增高的信号，主要表现在眼睑上出现淡黄色的小皮疹，开始时为米粒大小，略高出皮肤，严重时布满整个眼睑。

3. 小腿经常抽筋，并常感到刺痛，这是胆固醇积聚在腿部肌肉中的表现。

4. 短时间内在面部、手部出现较多黑斑（斑块较老年斑略大，颜色较深）。记忆力及反应力明显减退。

5. 视物模糊，这是由于血液黏稠，流速减慢，使视神经或视网膜暂时性缺血缺氧所致。

五、高脂血症的中医辨证分型

按照中医辨证理论，高脂血症可分以下几种类型。

1. 脾虚湿盛型

形体肥胖，身困乏力，肢软无力，头昏、头重如裹，食欲缺乏，恶心，舌质淡，舌体胖大有齿痕，舌苔白腻，脉弦细等。

2. 湿热内蕴型

面色无华，烦渴口干，口干不欲饮或饮下不适，脘腹痞满，腹大浮肿，身体沉重，便干或便溏有恶臭，舌红苔黄腻，脉濡数或滑数等。

3. 肝火炽盛型

面红目赤，口苦心烦，胸胁胀痛，小便黄赤，大便干燥，舌红苔黄，脉弦数等。

4. 阴虚阳亢型

头晕目眩，耳鸣，失眠多梦，肢体麻木，舌红苔黄，脉细数等。

5. 气血瘀滞型

胸闷憋气，胸痛处固定不移，两胁胀满不适，头晕头痛，心悸气短，舌质暗或紫暗有淤点淤斑，苔薄少，脉弦或涩等。

6. 肝肾阴虚型

形体偏瘦，体倦乏力，腰酸腿软，头晕耳鸣，健忘心悸，遗精盗汗，目涩口干，或见咽喉干燥，五心烦热，舌质红少津，苔薄少，脉细数或沉细而数等。

六、高脂血症的危害

高脂血症对身体的损害是隐匿、渐进的，具有进行性和全身性的特征。它的直接损害是加速全身动脉粥样硬化，影响重要器官供血、供氧，导致严重后果。高脂血症带来的常见危害有以下几种。

1. 引发冠心病

高脂血症是冠心病的重要危险因素之一。调节血脂是防治冠心病最基本的方法，血清总胆固醇水平下降1%，冠心病的发生率下降2%。长期进行调脂治疗可以减少心绞痛、心肌梗死的发生率和病死率。

2. 导致脑卒中

导致脑卒中的因素很多，如高血压、高脂血症、吸烟、饮酒、高龄、肥胖、血液病等，其中高脂血症、脑动脉粥样硬化是脑梗死的重要危险因素之一。研究证明，长期进行调脂治疗能明显降低脑卒中的发生率和致残率。

3. 加重糖尿病病情

高脂血症、高血压与高血糖被称为"三高"，是威胁糖尿病患者健康与生命的主要危险因素。三者密切相关，高脂血症可加重糖尿病病情，所以糖尿病患者除了治疗高血糖外，还需要调节血脂，这样可以减少糖尿病患者的致残和死亡的危险。数据表明，半数以上的糖尿病患者会并发高脂血症，所以积极治疗高脂血症对控制血糖、预防并发症是非常重要的。

4. 导致脂肪肝

高脂血症患者容易并发脂肪肝。轻度脂肪肝患者多数无自觉症状，中度、重度脂肪肝患者表现为肝肿大、食欲缺乏、肝区胀痛、转氨酶升高，少数患者出现轻度黄疸、脾大等。脂肪肝患者的治疗应该包括祛除病因、调节饮食结构、应用调脂药、改善生活方式等。其中降脂治疗在脂肪肝治疗中非常重要。

5. 引发高血压

动脉粥样硬化容易导致心肌功能紊乱，血管紧张素转换酶会大量被激活，促使血管痉挛，诱使肾上腺分泌升压素，导致血压升高。

6. 降低人体抗病能力

血脂高、血黏度增高会使人体内各脏器的供血供氧量不足，影响免疫细胞的生成转化率，使人体免疫力降低，抗病能力变弱，容易受到病毒的侵扰和危害。

此外，高脂血症还可导致肝硬化、胆石症、胰腺炎、眼底出血、失明、周围血管疾病、高尿酸血症等。所以对于高脂血症，要高度重视，积极防治。

七、高脂血症的易患人群

在日常生活中，能够导致高脂血症的原因很多，而一旦患上高脂血症，对身体的损害是很大的。因此，对于高脂血症易患人群来说，预防是很重要的。

以下人群最易患高脂血症。

1. 有不良饮食习惯者

不按时进食，或一餐吃得很多，长期食用高脂肪或高热量食物，如动物内脏、蛋黄、奶油及肉类等，并且蔬果类食物摄取量少的人，其血液中的坏胆固醇（低密度脂蛋白胆固醇）和三酰甘油都会增高，同时好胆固醇（高密度脂蛋白胆固醇）会降低，从而出现高脂血症。

2. 不爱运动者

长期不运动也容易发生高脂血症。

3. 精神压力大者

长期处于紧张的工作环境或者长期受不良情绪影响，都会使血液中的胆固醇增加，使血管收缩，血压上升。血管处于收缩痉挛的状态时，脂质就会在血管内壁沉积，从而诱发高脂血症及其他心脑血管疾病。

4. 长期大量饮酒、吸烟者

长期吸烟酗酒，香烟中的尼古丁和一氧化碳、酒中的酒精等有害物质会逐渐损伤血管的内皮细胞，使内皮细胞间隙增大，血脂就会在血管中蓄积，形成动脉粥样硬化，同时升高坏胆固醇的浓度，诱发高脂血症。吸烟会引起或加重血脂异常，其原因与吸烟者血清中总胆固醇及三酰甘油水平升高、高密度脂蛋白胆固醇水平降低有关。

5. 40 岁以上的人

年龄超过 40 岁，血管内皮细胞的功能会逐渐衰退，血脂会逐渐升高，患心脑血管疾病的概率也随之而升高。特别是肥胖者尤为明显。因此，40 岁以上的男性应作为血脂检查的重点对象，防患于未然，避免高脂血症的发生。

6. 绝经后女性

女性在绝经前患高脂血症和冠心病的概率要低于男性。但是绝经后，体内的坏胆固醇逐渐增多，好胆固醇逐渐减少，女性高脂血症患者会明显地超过男性。

7. 有家族遗传的人群

部分高脂血症具有家族聚集性，有明显的遗传倾向。另外，亲属中，（尤其是直系亲属）有心脑血管疾病者，患高脂血症的概率也会明显增加。

8. 高血压、冠心病等疾病患者

本身患有高血压、冠心病、肥胖症、甲状腺功能减退症、糖尿病、肾病综合征、阻塞性黄疸、女性更年期综合征等疾病的患者，如果没有很好地控制自己的病情，高脂血症很可能会伴随而生。

八、高脂血症的预防

高脂血症是可以预防的，高脂血症的高危人群只要注意以下几个方面，大多数人是能够把血脂控制在一个理想的范围内的。

1. 热量摄取要限制

饮食中摄取的热量过多会引起血脂升高。人们的日常饮食除了保证人体的正常生理功能外，大部分会转变成热能消耗。热能如果供过于求就会以脂肪的形式储存起来。假如一个人的食物中含糖量过多，除了被人体消耗掉的量外，合成糖原后还有剩余，可通过影响胰岛素分泌等多种因素，加速肝脏极低密度脂蛋白的合成，使人体的代谢向着脂肪合成的方向进行，引发高三酰甘油血症。

2. 减少动物脂肪和胆固醇的摄入

如果直接摄入过多的脂肪和胆固醇，尤其是饮食中动物脂肪和胆固醇摄入过量，会直接引起血脂升高。

3. 多吃蔬菜和水果

蔬菜和水果中含有丰富的维生素及大量的纤维素，而甘油、脂肪酸非常少，能降低血液中胆固醇的含量。维生素 C 可促进胆固醇降解为胆汁酸，从而降低血清总胆固醇水平。维生素 E 可延缓动脉粥样硬化病变的形成，它影响并参与胆固醇分解代谢酶的活性，有利于胆固醇的转运与排泄。

4. 进行适当的运动或体力活动

运动和体力活动都可以使高脂血症患者血清低密度脂蛋白和极低密度脂蛋白以及三酰甘油水平明显下降，提高血清高密度脂蛋白水平。

5. 积极治疗原发病

对于某些由于内分泌或代谢因素所致的血脂异常，应积极治疗原发疾病并配合降血脂药物，纠正脂质代谢紊乱，预防血脂升高。

第二节　防治高脂血症的日常饮食

🐟 一　高脂血症的饮食原则

高脂血症患者饮食调养总的原则是：控制总热量，限制脂肪，减轻体重，促使机体动用体内积存的脂肪。在日常饮食上要注意以下 4 方面。

1. 减少脂肪尤其是动物性脂肪的摄入量是控制热量的首要途径，由于这类食物饱和脂肪酸含量过高，造成脂肪容易沉积在血管壁上，从而导致血液的黏稠度大大增加。饱和脂肪酸能够促进胆固醇吸收和肝脏胆固醇的合成，使血清胆固醇水平显著升高。如果饱和脂肪酸长期摄入过多，会造成三酰甘油升高，并对血液凝固起到加速作用，促进血栓形成。

2. 稻谷、小麦、玉米、菜籽等植物中存在着大量的植物固醇，在植物油中呈现游离状态，有降低胆固醇作用，尤其是大豆中的豆固醇有明显降血脂的作用，应该多吃豆制品及各种粗粮。

3. 蛋白质的来源丰富，它主要来自于牛奶、鸡蛋、瘦肉类、禽类（应去皮）、虾、鱼类及大豆、豆制品等食品。值得注意的是植物蛋白质的摄入量要在 50% 以上。因为糖可转变为三酰甘油，应该控制过多吃糖和甜食每餐应控制在七、八分饱。应多吃粗粮如小麦、燕麦、谷类、豆类等食品，这些食品中纤维素含量相当高，具有很好的降血脂作用。

4. 长期饥饿会导致血清三酰甘油升高，因此，尽管高脂血症患者大多比较肥胖，适当减少食量是可以的，绝对素食也不提倡。此外，高脂血症患者应当忌烟、忌酒，因为烟酒长期作用于人体，对高脂血症患者的康复严重不利。应多吃鲜果和蔬菜，它们含有丰富的维生素 C、无机盐，纤维素，维生素 C 能降低 β-脂蛋白，增加脂蛋白酶的活性，从降低三酰甘油，纤维素可促进胆固醇的排出，而无机盐对血管有很好的保护作用。酸牛奶、绿茶、蒜、洋葱、山楂、绿豆、香菇、平菇、金针菇、木耳、银耳、猴头菇等降脂食物可以选用。

二、降血脂的营养素

1. 类黄酮

类黄酮是黄酮类化合物的简称，存在于水果、蔬菜、豆类、茶叶中。

临床实验证明：类黄酮具有很好的降脂、降压作用，能防止血栓形成，预防心血管疾病，增强人体免疫力。很多降血脂、治疗心血管疾病的药物都含有类黄酮。

人体自身不能合成类黄酮，要从日常食物中摄取，而且它在人体内代谢很快，需要不断补充才能满足身体的需要。所以每天适量吃蔬菜、水果、豆类等对身体是非常有益的。

2. 膳食纤维

膳食纤维是一种不能被人体消化吸收的物质，包括水溶性和非水溶性两大类，主要存在于蔬菜、水果、谷物、豆类及菌藻类中。

膳食纤维可促进消化，加速胆固醇的排泄，使血液中的血糖和胆固醇保持在适当水平，可有效预防心血管疾病、癌症等。

3. 不饱和脂肪酸

饱和脂肪酸和不饱和脂肪酸是人体必需的两种物质。前者存在于鸡、鸭、鱼肉等食物中，摄取过量会对人体产生害处；后者又分为单不饱和脂肪酸和多不饱和脂肪酸，多不饱和脂肪酸包含亚油酸、亚麻酸、花生四烯酸等。其中，亚油酸和亚麻酸必须从食物中摄取，人体自身无法合成。

不饱和脂肪酸能调整人体的各种机能，清除人体内的垃圾，防止血液中脂肪和胆固醇沉积，保护心血管健康。

4. 维生素 C

维生素 C 又被称为抗坏血酸，属于水溶性维生素，存在于新鲜水果、蔬菜、乳制品中。

维生素 C 能促进人体内胆固醇的排泄，防止胆固醇在动脉内壁沉积；保护维生素 A、维生素 E、不饱和脂肪酸等抗氧化剂；防止自由基对人体产生伤害，有助于预防癌症。

维生素 C 本身无毒，但摄入过量，会对人体产生危害，可导致恶心、腹部痉挛、腹泻等症状。

5. 维生素 E

维生素 E 又叫做生育酚，属于脂溶性维生素，是人体最主要的抗氧化剂之一，主要存在于杏仁、花生（油）、芝麻（油）、玉米（油）、核桃中。

维生素 E 能降低血清胆固醇，通过阻止胆固醇水平升高来防止动脉阻塞，保持血液循环正常运行，预防多种心血管疾病。其抗氧化功能强大，可延缓人体衰老。

三、高脂血症患者适宜吃的食物

1. 鱼类

鱼类所含的饱和脂肪酸极低，尤其是来自深海的冷水鱼类含有大量的 W-3 脂肪酸。研究证明，服用 W-3 脂肪酸（EPA 和 DHA 补充剂）的人，血中胆固醇、三酰甘油的含量和血液黏稠度均有降低，而且还有降低血压的作用。

2. 水果、蔬菜

水溶性纤维有利于降低胆固醇。含水溶性纤维的食物有豆类、枣、苹果、无花果、干梅子、西兰花、燕麦麸、魔芋等。干梅子内含 60% 可溶性的果胶，有利于降低胆固醇，黄豆及其制品也具有同样的功效。

研究人员发现，蒜头里有益健康的活性成分是蒜氨酸，每天吃半颗蒜头（整颗更好）可降低 10% 的胆固醇，而且还能降低血压。

洋葱也可以降低胆固醇和血压，并有降低血液黏度的功效，其作用和阿司匹林类似。

3. 鱼油

鱼油中的 0mega-3 中含有的 EPA 被誉为血管清道夫，作用为：

（1）制造前列腺素的主要成分。

（2）调节血脂，降低血液中低密度脂蛋白，升高高密度脂蛋白。

（3）抗血小板凝集，降低血液黏稠度，预防血栓形成，改善脑供血不足、头晕头痛等症状，预防脑梗死。

四、高脂血症患者不适宜吃的食物

1. 高脂肪食物

高脂肪食物含饱和脂肪酸过多，脂肪容易沉积在血管壁上，增加血液的黏稠度。饱和脂肪酸长期摄入过多，使三酰甘油水平升高，加速血液凝固，可能形成血栓。每日的脂肪摄取量限制在总热量的 30% 以下，其中饱和脂肪酸摄取量限制在 7% 以下。烹调时应尽量使用植物油，如豆油、玉米油、葵花籽油、茶油、芝麻油等，每日烹调用油不能超过15毫升。

2. 高胆固醇食物

胆固醇虽是人体必不可少的营养物质，但不能摄入过多。膳食中的胆固醇每日不应超过200毫克。动物内脏和蛋黄是高胆固醇食物，而海鲜的胆固醇含量一般都不太高，虾、蟹、沙丁鱼和蛤类的胆固醇虽然多一些，但大多集中在头部和卵中，食用时只要除去这两部分就比较安全了。稻谷、小麦、玉米、菜籽等植物中含有的则是植物固醇，在植物油中呈现游离状态，有降低胆固醇的作用，对人体是有益的。尤其是大豆中的豆固醇有明显降血脂的作用，所以提倡多吃豆制品。

3. 高糖食物

多余的糖可转变为三酰甘油，不宜多吃。

4. 酒类

例如：白酒、啤酒、果酒等。酒精可激活脂肪组织中的脂肪酶，促使脂肪酸释放到血液中；酒精在肝脏中氧化消耗辅酶，使脂肪酸氧化不足，而合成三酰甘油。酒精还能抑制血液中极低密度脂蛋白的清除，诱发高脂血症。适量饮酒可以促进高密度脂蛋白的合成，但如果过量饮酒，特别是喝醉酒，肝脏会大量合成低密度脂蛋白，对身体产生损害。因此，饮酒千万不能过量。

五、适合高脂血症患者饮食的烹饪方法

高脂血症患者的饮食选择很重要，需要低脂、低热量，烹饪方法也不能忽视。下面这几种烹饪方法比较适合高脂血症患者。

1. 炖

方法：将食物洗净切块后下锅，并注入适量清水，放入调料，用武火煮沸，撇去浮沫，再用文火炖至熟烂。

特点：食物软烂，原汁原味。

2. 煨

方法：指用文火或余热对食物进行较长时间加热。具体操作方法有两种，一是将食物放在容器中，加入调料和适量的水，再用文火慢慢煨熟至软烂；二是采用传统的方法，用菜叶、荷叶等将食物包裹扎紧，外敷黄泥糊，再放在火灰中，利用火灰的余热将其煨熟。

特点：食物熟而酥软，味道香浓。

3. 蒸

方法：是用水蒸气的高温来烹制食物，将食物拌好调料后隔水煮熟。用米粉包

裹的叫粉蒸；用荷叶或菜叶包扎蒸的叫包蒸；也有将食物直接放入容器中隔水蒸的。可在食物中加入清水或汤汁，也可不加入清水或汤汁蒸。

特点：原汁原味，是饮食保健烹调中使用最广泛的一种方法。

4. 煮

方法：将食物下锅并加水，先用武火煮沸，再用文火煮熟。一般适合体积小易熟的食物制作。煮的时间比炖的时间更短，也是最常用的烹制方法之一。

特点：味道鲜美，食物的有效成分可较好地溶解于汤汁中。

5. 熬

方法：在煮的基础上进一步用文火将食物熬至汁稠粑烂，比炖的时间长一些，多适用于含胶质重的食物。

特点：汁稠味浓，粑烂易化，尤其适宜年老体弱者食用。

6. 凉拌

方法：将食物清洗干净、切细之后，用开水汆烫过，再加调料拌匀即可。一般适用于蔬菜类食物，它能较好地保持食物的营养素，是生食或近于生食的一种烹制方法。

特点：鲜嫩而脆、清香可口。

六、高脂血症患者的生活禁忌

1. 忌吃过饱

饱餐后血液集中在胃肠道，心脑的血流会减少，易发生脑梗死、心绞痛和心肌梗死。

2. 忌喝咖啡、茶和可乐饮料

咖啡、茶和可乐都含有咖啡因，咖啡因会增加体内的胆固醇。并且，咖啡因易引起血管痉挛，导致心肌供血不足，引发心绞痛。高脂血症患者应注意尽量少喝或不喝咖啡、茶和可乐饮料，并禁服含有咖啡因的药物，否则会加速病情的恶化。

3. 忌酒

首先，酒精热量高，是导致肥胖的重要饮食因素；其次，饮酒可导致食欲缺乏，以至于发生各种营养素缺乏；再次，酒精的最大危害是损害肝脏，导致脂肪肝，严重时还会造成酒精性肝硬化；此外，长期饮酒还可能使血脂水平升高、动脉硬化，增加心、脑血管病发生的危险。

4. 忌吃螃蟹

螃蟹胆固醇含量很高，食用后会使血液中的胆固醇升高，高脂血症患者要忌食。

5. 忌烟

　　香烟中含有的尼古丁可以刺激心脏，使心跳加快、血管收缩、血压升高；尼古丁会使钙盐、胆固醇等物质在血管壁沉积，使糖及脂肪代谢异常，加速动脉粥样硬化的形成。另外，短时间大量吸烟还可能引起心肌梗死。

6. 忌情绪激动

　　情绪紧张、过度兴奋，可以引起血中胆固醇及三酰甘油升高。因此，高脂血症患者要保持平和愉快的心情。

第二章　降脂饮食方

第一节　主　食　方

　　主食是以稻米、糯米、玉米面、小麦面粉、黄豆面等米面主粮为基本原料，再加入一定量的配料经加工而制成的米饭及糕点等。

荞麦甜饼

　　【原料】荞麦面粉 500 克，红糖 100 克，食用植物油适量。

　　【制作】将荞麦面粉、红糖混合均匀，加入适量清水和成面团，以稍软为宜，揪成 30 个剂子，压成厚约 3 厘米的圆饼，备用。再将平底锅烧热后，刷上少许食用植物油，放上圆饼烙至两面焦黄香熟，趁热食用。

　　【用法】作主食，量随意。

　　【功效】活血祛瘀，消积开胃。适用于高脂血症合并慢性肝炎、肝硬化患者。

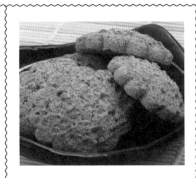

萝卜丝酥饼

　　【原料】面粉 300 克，低粉 100 克，白萝卜 250 克，瘦猪肉馅 100 克，蛋清、葱末、姜末、食盐、料酒、白芝麻、食用植物油适量，猪油 50 克。

　　【制作】将白萝卜洗净，去皮切成丝，加少许食盐拌匀放置片刻，挤去部分水。萝卜汁备用。把油酥原料（低粉 100 克，猪油 50 克）揉成油酥面团。把面粉和植物油混合均匀后倒萝卜汁，做成油皮。将萝卜丝拌上葱末、姜末、食盐、料酒各适量。取一块油酥揉圆，再取一块油皮揉圆，压扁，包上油酥，收口。擀开，卷起，再擀开，卷起。最后将面团擀成圆形面片，放入萝卜丝，收口，再压扁，饼就做好了。

　　【用法】佐餐食用。

　　【功效】健胃、理气、消食、化痰。适用于老年人食欲缺乏、消化不良、食后腹胀及咳喘多痰等症或高脂血症、高血压患者。

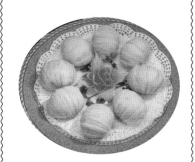

赤豆饭

　　【原料】粳米 150 克，赤小豆 60 克。

　　【制作】将粳米淘洗干净，放饭盒中，加水煮至七成熟的赤小豆，搅匀，再添清水（水高出粳米、赤小豆 2 厘米），盖上盖儿，用武火蒸约 40 分钟。

　　【用法】当主食食用。

　　【功效】利水减肥，消肿解毒。适用于高脂血症患者。

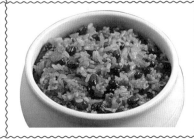

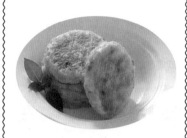

白萝卜饼

【原料】白萝卜 150 克，面粉 50 克，猪瘦肉 100 克。姜、葱、食盐、食用植物油适量。

【制作】将白萝卜洗净，切丝，用油翻炒至五成熟，待用。猪肉剁碎，加入姜、葱、食盐、油炒，白萝卜丝调成白萝卜馅。将面粉加水和成面团，揉成面剂，压成薄片，填入萝卜馅，制成夹心小饼，放锅内蒸熟。

【用法】作主食，量随意。

【功效】化痰通便，降脂减肥。适用于高脂血症、高血压、慢性支气管炎、习惯性便秘患者。

黑木耳豆面饼

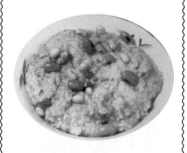

【原料】黑木耳 30 克，黄豆 200 克，大枣 200 克，面粉 250 克。

【制作】将黑木耳洗净，加水泡发，用文火煮熟烂。黄豆炒熟，磨成粉。大枣洗净，加水泡涨后放于锅内，加水适量，用武火煮开后转用文火炖至熟烂，用筷子剔除皮、核。将大枣糊、黑木耳羹、黄豆粉一起与面粉和匀，制成饼，在平底锅上烙熟。

【用法】作主食，量随意。

【功效】益气健脾，润肺养心。适用于高脂血症患者。

粗粮饭

【原料】粟米 150 克，碎玉米、荞麦、高粱各 100 克。

【制作】分别将粟米、碎玉米、荞麦、高粱淘洗干净，用水浸泡约 30 分钟。先将碎玉米放入砂锅中，添加少量水煮沸，再加入粟米、荞麦、高粱，并添加适量水如常法煮饭。

【用法】佐餐食用。

【功效】健脾开胃、和中宽肠、减肥、降糖、降脂、降尿酸。适用于糖尿病、高脂血症患者。

绿豆杂面条

【原料】绿豆面粉 250 克，小麦面粉 250 克，大白菜 100 克，香油 25 克，食盐 10 克。

【制作】将绿豆面粉、小麦面粉加适量凉水和成硬面团，盖上湿布，稍饧一会儿。将饧好的面团放在案板上，用擀面杖擀成薄薄的面片。叠起来切成宽、窄随意的面条，待用。在锅内放入清水，置于武火上烧沸，把面条下锅。白菜洗净，切成细丝，放入面条锅内同煮，加入食盐调好口味，待面条、白菜煮熟时，淋香油，搅拌均匀，盛入碗内食用。

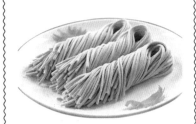

【用法】作主食，量随意。

【功效】清热解毒，除烦止渴。适用于高脂血症患者。

燕麦五香饼

【原料】燕麦粒 600 克，食用植物油、食盐、五香粉适量。

【制作】将燕麦粒放入铁锅炒香熟，磨成细粉，放入盆内，加入食盐、五香粉混合均匀，倒入沸水，和成面团，切成小块，制成圆饼，备用。将平底锅烧热后刷上一些食用植物油，放入燕麦圆饼，烙至两面呈金黄色。

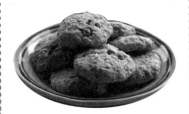

【用法】当点心食用，量随意。

【功效】补益肝脾，降脂降糖。适用于高脂血症合并慢性肝炎患者。

萝卜丝米糕

【原料】白萝卜、粳米粉各 100 克，虾米、冬菇各 5 克，食盐适量。

【制作】先将白萝卜切细丝。再将虾米、冬菇泡软，切细末。白萝卜丝拌入米粉，加食盐，倒入泡虾米的水和适量清水拌匀，铺于屉布上，撒上虾米和冬菇末，蒸熟，出锅后切成小块。

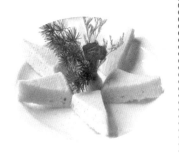

【用法】作主食，量随意。

【功效】理气化痰，降脂减肥。适用于各种单纯性肥胖症患者。

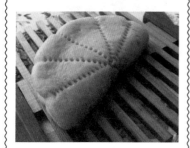

荞麦荷叶饼

【原料】荞麦面粉 500 克，花生油 60 毫升。

【制作】取一半荞麦面粉放盆内，缓缓浇入沸水，边浇边搅拌，和成烫面团。另一半荞麦面粉放入另一盆内，加冷水或温水拌匀。然后将两块面团合在一起揉匀。将面团放在案板上，分块揉匀、搓条，揪成剂子（大剂子每个重 30 克，小剂子每个重 15 克），逐个擀成直径 8 厘米、厚 0.6 厘米的圆形薄片（在荷叶饼直径 12 厘米）刷匀油，撒上少许干面粉，再用小笤帚扫一下，然后将两张薄片摞上，合在一起，擀成圆形荷叶饼生坯。平底锅上火烧热，放入荷叶饼生坯，用文火烙约 3 分钟，至饼的底面出现六七成黄色花纹，翻身再烙 3 分钟，把饼层揭开一层再合上，翻一个身，烙至两面都有均匀花纹、内外熟透时取出。大荷叶饼叠成三角形，小荷叶饼折成月牙形，盛盘。

【用法】作主食，量随意。

【功效】健脾消积，降脂减肥。适用于高脂血症、单纯性肥胖症兼有慢性胃炎患者。

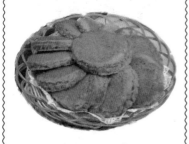

荞麦饼

【原料】荞麦面 250 克，香油 30 毫升。

【制作】将荞麦面加水适量和成面团，擀成薄片略加香油分多层，用文火烙熟，或者入笼屉蒸熟。

【用法】当主食食用。

【功效】开胃宽肠，下气消积。适用于高脂血症、冠心病、高血压患者。

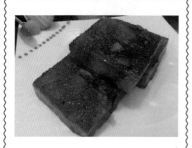

绿豆荸荠糕

【原料】荸荠 100 克，绿豆粉 100 克。

【制作】荸荠去外皮捣烂，倒入锅内加入绿豆粉和适量水，文火熬煮，烧至汤汁发黏出锅，盛入盘中，晾凉后切成 6 块。

【用法】作主食，量随意。

【功效】清暑化痰，降脂减肥。适用于高脂血症患者。

豆渣锅贴

【原料】面粉300克，豆腐渣300克，韭菜100克，小虾皮50克。食盐、食用植物油各适量。

【制作】将豆腐渣挤干水，入锅内炒干，放入盆内，待用。将韭菜洗净切碎，放入盆内与小虾皮、食盐、食用植物油一起拌和均匀作馅，待用。面粉放入其他盆内，加适量清水，和匀成面团，放案板上揉匀，揪成一个个面剂，擀成皮，包入豆渣馅成锅贴坯，待用。将平锅烧热，擦上食用植物油，放锅贴坯，加入少量清水，加盖，烧至锅贴坯熟透。

【用法】作主食，量随意。

【功效】利尿除热，健脾温阳，润肠通便，去脂降压。适用于各种类型的高脂血症患者。

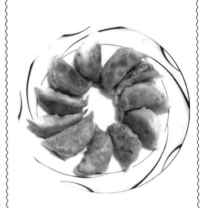

玉米南瓜饼

【原料】玉米面500克，南瓜1200克。食盐、葱花、食用植物油各适量。

【制作】先将南瓜切成细丝，放入盆内，加入玉米面、葱花和适量的水与食盐，拌匀成稀糊状。在平底锅内放入少许油烧热，用勺盛糊入锅内，摊成饼，烙成色黄，翻过来再烙。

【用法】作主食食用，量适可而止。

【功效】益气健脾，解毒降糖。适用于高脂血症合并慢性肝炎患者。

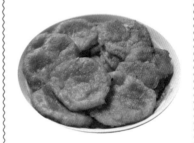

燕麦苡仁饼

【原料】燕麦面250克，粗麦粉100克，薏苡仁30克。食用植物油、香油、葱、姜、食盐各适量。

【制作】先将薏苡仁研成粗粉，与燕麦面、粗麦粉充分拌和均匀，放入盆中，加清水适量，调拌成糊状，加适量香油、葱花、姜末、食盐等，拌和均匀，备用。平底煎锅置武火上，加食用植物油适量，中火烧至六成热时，用小勺将燕麦薏苡仁糊逐个煎成质润松脆的圆饼。

【用法】作主食，量随意。

【功效】补益肝脾，降脂降糖，护肝减肥。适用于高脂血症、糖尿病、慢性肝炎者。

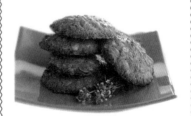

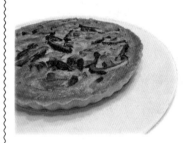

蘑菇蛋饼

【原料】鲜蘑菇 300 克，鸡蛋 1000 克，葱白 50 克，牛奶 300 毫升，黄油 100 克，奶油 150 克，食用植物油 250 毫升，食盐适量。

【制作】将葱白切丝，黄油炒至微黄时放入鲜蘑菇片炒透，放牛奶、奶油搅匀，微沸后放食盐拌匀鲜蘑馅。鸡蛋制成鸡蛋液，放食盐。煎锅上火，放油烧热，倒入鸡蛋液摊成圆饼，待其将凝结时，在其中央放上蘑菇馅，煎至金黄色出锅装盘。

【用法】作主食，量随意。

【功效】滋阴润燥，补益肠胃。适用于高脂血症患者。

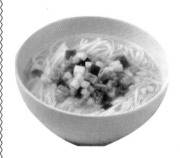

牛肉荞麦面条

【原料】荞麦挂面 150 克，熟牛肉、黄瓜、苹果、水发木耳各 50 克。食盐、糖、醋、牛肉汤各适量。

【制作】将熟牛肉切粒。黄瓜、苹果、木耳分别切粒。把牛肉汤放锅内煮沸后倒出冷却，撇去浮油，入冰箱冷藏约 2 小时。锅内放水煮沸，下入荞麦挂面煮沸，煮至熟透捞出，放冷水中投凉捞出。将荞麦面条放入碗内，再将牛肉粒、黄瓜粒、苹果粒、木耳粒摆在面条上，加入食盐、糖、醋，浇入备用的牛肉汤。

【用法】佐餐食用。

【功效】健脾消积，下气宽肠，解毒敛疮。适用于高脂血症患者。

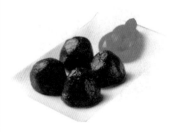

黑米杂粮小窝头

【原料】黑米粉 100 克，玉米粉 90 克，黄豆粉 100 克，酵母粉 5 克。食盐 1 克，食用植物油少许。

【制作】往黑米粉和玉米粉中加入酵母、温水，揉搓成面团。蒸盘刷上食用植物油，面团揉成圆锥状，底部掏一小孔制窝头生坯，置蒸盘上。蒸盘放入水温为 30℃的蒸锅，发酵 20 分钟，武火蒸 10 分钟至生坯熟透。

【用法】佐餐食用。

【功效】降血脂，改善新陈代谢。适用于高脂血症患者。

绿豆大枣糕

【原料】绿豆 450 克，大枣 250 克，糖 100 克。

【制作】绿豆大枣放锅内，加水，煮大约 2 小时，豆烂水干后取出，捣烂压泥，拣枣核，加糖，拌匀取出，放在案板上，用木板压扁，四周用木框压紧，晾凉后成糕，切成长块。

【用法】当点心食用，量随意。

【功效】清热解暑，益气养血。健脾益气，祛脂解毒。适用于高脂血症合并慢性肝炎患者。

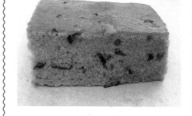

荠菜水饺

【原料】面粉 500 克，荠菜 500 克，冬笋 75 克。葱、姜末、食盐各适量。

【制作】荠菜放沸水焯，捞出晾凉后沥水，剁成末，挤去水。冬笋剁成末，冬笋末、荠菜末一起拌匀，加葱花、姜末、食盐，搅拌成馅料。面粉加水拌匀，和成面团，盖上湿布醒 15 分钟，揉成长条，揪成小面剂，擀成中间稍厚的圆形面皮，包馅捏成饺子生坯。锅置武火上，水沸后下入饺子生坯，煮熟。

【用法】作主食，量随意。

【功效】荠香味美，健脾开胃，明目通便。适用于高脂血症患者。

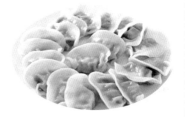

魔芋赤豆糕

【原料】魔芋 50 克，面粉 150 克，赤小豆 50 克，酵母粉 5 克。

【制作】赤小豆煮熟。面粉加酵母粉、温水和成稀面糊发酵，加去毒魔芋粉和成软面团发好。蒸锅内加水烧开，铺屉布，放面团 1/3，拍平。将煮熟的赤小豆撒上 1/2，铺平，放剩余的面团 1/2 拍平，剩余熟赤小豆放上，铺平，将面团全部放入，拍平。武火蒸 15 分钟，切块。

【用法】作主食，量随意。

【功效】减肥降脂，降压利湿，软化血管。适用于高脂血症、高血压病、动脉硬化患者。

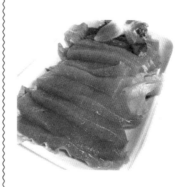

燕麦面条

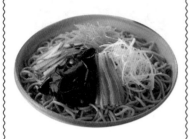

【原料】燕麦面500克，香菜末50克，黄瓜丝、白萝卜丝各100克，蒜蓉10克。酱油、食盐、醋、香油各适量。

【制作】将燕麦面倒入盆中，用开水烫面，用筷子向一个方向搅动，和成面团，揪成小一点的剂子，搓成细条，轻轻叠放屉中，蒸熟。把蒜蓉、酱油、食盐、醋、香油倒入小碗中，调匀成卤汁。将面条取出，抖散，放入碗中，加黄瓜丝、香菜末、白萝卜丝，浇上卤汁。

【用法】作主食，量随意。

【功效】健脾开胃，消积祛瘀，利湿减肥。适用于高脂血症、糖尿病等病及有水肿患者。

素馅包子

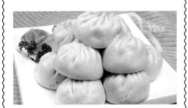

【原料】面粉、白菜、粉条各500克，水发黑木耳60克，油条2根。酱油、食盐、花椒粉、豆油、香油、姜末、老酵、面碱各适量。

【制作】把面粉用温水和好，加入老酵揉匀发酵。将白菜洗净剁碎，粉条、木耳、油条分别切碎，加入各种调料拌匀成馅儿，待酵面发起后，加入适量碱揉匀，搓成长条，揪成剂子，按剂子擀皮，包馅成包子，上笼蒸熟。

【用法】作主食，量随意。

【功效】降脂，降压。适用于高脂血症、高血压患者。

麦麸山楂糕

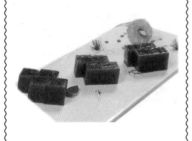

【原料】麦麸50克，山楂30克，茯苓粉50克，粟米粉100克，糯米粉50克。

【制作】山楂与麦麸共研成细末，再与茯苓粉、粟米粉、糯米粉一起拌和均匀，加水适量，用竹筷搅和成粗粉粒状，分装入8个糕模具内，轻轻摇实，放入笼屉，上笼用武火蒸30分钟，粉糕蒸熟取出。

【用法】作主食，量随意。

【功效】活血化瘀，降脂减肥。适用于高脂血症、脂肪肝、高血压患者。

雪里蕻冬笋包

【原料】雪里蕻 20 克，冬笋肉 40 克，虾仁 5 克，面粉 200 克。发酵粉、香油、食盐、酱油各适量。

【制作】将面粉加少量发酵粉和温水和好，静放 30 分钟，面发好后加适量碱液揉匀。雪里蕻剁成细末，烫一下，挤去水分。冬笋剁成末，加酱油、虾仁、食盐、香油，搅匀，拌入雪里蕻末。面团制成 12 个剂子，包入馅，蒸熟。

【用法】主食，量随意。

【功效】降脂减肥，补充纤维素。适用于高脂血症、脂肪肝、高血压、习惯性便秘患者。

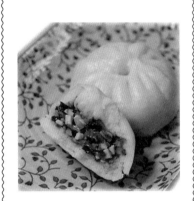

蘑菇黄瓜面条

【原料】面条 100 克，蘑菇 1 个，嫩黄瓜 20 克，绿豆芽 10 克。食盐、香油各适量。

【制作】将蘑菇切丝，再将嫩黄瓜切丝片，煮锅加水，下香菇，烧沸，再放入面条、嫩黄瓜、绿豆芽、食盐，待面条煮熟后淋入香油。

【用法】作主食，量随意。

【功效】滋阴清热，降脂减肥。适用于高脂血症、慢性胃炎患者。

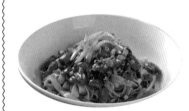

芦笋兔肉炒饭

【原料】芦笋 100 克，嫩玉米粒 100 克，米饭 200 克，净兔肉 75 克。葱、姜汁、葱花、啤酒、食盐、水淀粉、食用植物油各适量。

【制作】把兔肉切成肉丁，加葱姜汁、食盐、啤酒拌匀，水淀粉上浆。芦笋切丁。锅上火倒入油烧热，先将兔肉下锅炒熟盛出。锅继续上火倒入油烧热，投入玉米粒、芦笋丁炒至断生，调味后盛出。净锅上火倒入油烧热，下葱花炸香，放入米饭略炒，再下兔肉丁、玉米粒、芦笋丁翻炒均匀，待米饭入味，出锅装盘。

【用法】佐餐食用。

【功效】清热利尿，降压。适用于高脂血症患者。

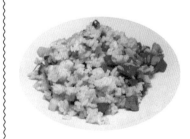

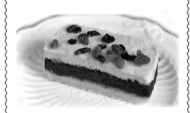

五花糕

【原料】玉米面 750 克，大米面 250 克，豆沙馅 150 克，红果馅 150 克，发酵粉 50 克，苏打粉适量。

【制作】将玉米面加入适量苏打粉和清水和成丝糕面，分成 3 份。大米面加入发酵粉用温水调好，将其略微发酵。笼屉内铺屉布，底层先铺一层糕面，上铺 1/2 豆沙馅，豆沙馅上面再铺一层糕面，上面铺 1/2 红果馅，红果馅上铺一层大米面（将大米面分两份），再将另一份豆沙馅铺在大米面上，把另一份大米面铺在豆沙馅上，再把另一份红果馅铺在大米面上，最后将一份丝糕面铺在红果馅上。将铺好的五花糕放入笼屉，置于沸水锅中，蒸 1 小时。

【用法】作主食，量随意。

【功效】增强体质，降低胆固醇，软化血管。适用于各种类型的高脂血症患者。

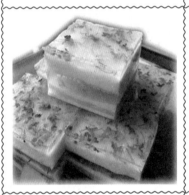

藕米糕

【原料】藕粉 250 克，糯米粉 250 克，糖 250 克。

【制作】将藕粉、糯米粉、糖和匀，加水适量，揉成面团。将面粉团放在笼屉里盖好盖，用武火蒸 15~20 分钟。

【用法】作主食，量随意。

【功效】补虚养胃。适用于脾胃虚弱型高脂血症患者。

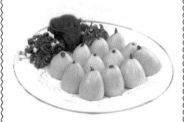

玉米面窝头

【原料】细玉米面 850 克，黄豆粉 250 克，小苏打适量。

【制作】细玉米面、黄豆粉放入盆内，混合均匀，逐次加入温水及小苏打，边加水边揉后将面团搓成条，分若干小剂，把每个小剂捏成窝窝头，放在笼屉上，置于沸水锅上，盖严锅盖儿，用武火蒸 15 分钟即熟。

【用法】作主食，量随意。

【功效】健脾益气，祛脂解毒。适用于高脂血症合并脂肪肝患者。

第二节 粥、羹方

粥、羹是以各种食材为基本原料，再配上一定比例的中药，经煮制而成的食品。粥、羹制作方便，非常适合家庭应用，是一种老幼皆宜，值得推广的药膳饮食。

桂花赤豆粥

【原料】糯米 100 克，赤小豆 50 克，桂花适量。

【制作】分别将糯米、赤小豆淘洗干净，并用清水浸泡约 30 分钟。先将赤小豆放入锅中，加入适量清水武火烧沸，转文火慢煮。当上述赤小豆煮开花时，下糯米，继续煮至赤豆酥烂粥成时，调入桂花，再稍煮片刻。

【用法】佐餐食用。

【功效】健脾养血，利湿开胃，降尿酸，降脂。适用于痛风，尤其适宜伴有肥胖症、高脂血症、高血压患者。

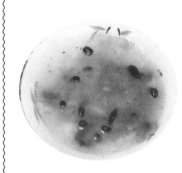

芹菜粥

【原料】新鲜芹菜 160 克，陈皮 6 克，粟米 120 克。

【制作】先将芹菜择洗干净，取芹菜叶、茎切成粗末状，备用。将陈皮洗净晒干，研成细末，待用。将粟米淘洗干净，放入砂锅内，加水适量，用武火煮沸后，改用文火煨煮半小时，调入芹菜末，再煮至沸，最后加入陈皮粉，拌匀。

【用法】早、晚餐食用。

【功效】平肝清热，利湿降脂。适用于各种类型的高脂血症患者。

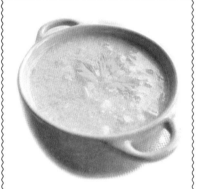

玉米胡萝卜粥

【原料】玉米 250 克，胡萝卜 180 克，粳米 100 克。食用植物油、食盐各适量。

【制作】将玉米洗净，剥粒。将胡萝卜洗净，切丁。将粳米洗净，加食用植物油、食盐浸泡 30 分钟。往砂锅内加适量清水，加玉米粒、粳米，以武火煮沸，加胡萝卜丁，转文火煮至粥成，加食盐调味。

【用法】佐餐食用。

【功效】利膈宽肠，降糖降脂。适用于高脂血症患者。

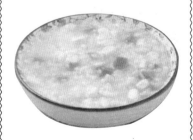

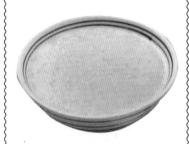

牛奶燕麦粥

【原料】燕麦片 100 克，鸡蛋 1 枚，牛奶 100 毫升，糖适量。

【制作】在砂锅内加入适量清水和燕麦片，武火煮沸。往砂锅内磕入鸡蛋，并将鸡蛋搅碎，待鸡蛋煮熟后熄火，加入适量糖调味。往砂锅内冲入牛奶，完全放凉后放在冰箱冷藏保存。

【用法】佐餐食用。

【功效】适用于高脂血症、脂肪肝、糖尿病、水肿、习惯性便秘者患者。

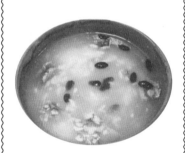

核桃枸杞粥

【原料】粳米 100 克，核桃仁 50 克，枸杞子 20 克。

【制作】粳米淘洗干净，用清水浸泡约 30 分钟。枸杞子用水冲洗干净待用。核桃仁磨成细末。将粳米放入锅中，添加适量清水如常法煮粥，待米煮至开花时，放入核桃仁、枸杞子，煮至粥成时。

【用法】佐餐食用。

【功效】补肾养血，益精明目，降脂，降压。适用于高脂血症、脂肪肝等患者。

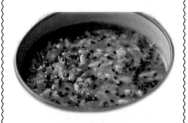

芝麻核桃桑叶粥

【原料】黑芝麻、核桃仁各 50 克，桑叶 30 克，粳米 100 克。

【制作】煎桑叶水去渣取汁，再把药汁与淘洗干净的粳米、研碎的核桃仁及黑芝麻一同放入锅中，加入清水适量，武火煮沸后，改用文火煮粥，至米熟粥成。

【用法】每日 2 次，分早晚服食。

【功效】滋补肝肾，益气养血，降血脂，抗衰老。适用于高脂血症患者。

绿豆荞麦粥

【原料】荞麦仁 175 克，绿豆 50 克。

【制作】将荞麦仁淘洗干净，用冷水泡透。将绿豆择去杂质，洗净，用温水浸泡至胀起。往锅内放入清水，加入绿豆烧开略煮，再下入荞麦仁搅匀，煮沸，煮至熟。

【用法】佐餐食用。

【功效】降血脂，增强血管弹性。适用于高脂血症患者。

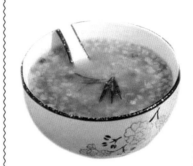

核桃仁薏米粥

【原料】粳米 100 克，核桃仁 50 克，薏苡仁 30 克，糖适量。

【制作】将粳米、薏苡仁淘洗干净，用清水浸泡约 30 分钟。核桃仁用开水泡后去皮、捣碎。将粳米、薏苡仁、核桃仁放入锅中，添加适量清水如常法煮粥，待粥煮至黏稠时调入糖。

【用法】佐餐食用。

【功效】补肾，健脾益气，益肺润肠，强筋骨，降脂，降糖。适用于痛风、慢性支气管炎、慢性便秘、高脂血症患者。

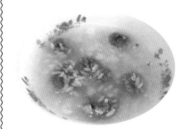

腰豆红豆枸杞粥

【原料】腰豆 150 克，水发红豆 90 克，水发大米 100 克，枸杞 15 克。

【制作】砂锅中加水烧开，放入洗好的红豆和洗净的大米，搅拌均匀，盖上盖儿，烧开后用文火煮 30 分钟，至食材熟软。揭开盖子，倒入洗净的腰豆和洗好的枸杞，混合均匀，盖上盖儿，用文火再煮 2 分钟，至腰豆熟软。揭盖，用勺搅拌片刻食用。

【用法】佐餐食用。

【功效】化湿补脾，降低血脂。适用于高脂血症患者。

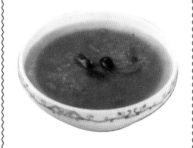

甘薯绿豆粥

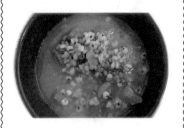

【原料】甘薯 80 克，绿豆 50 克，粳米、糯米各 40 克，糖适量。

【制作】将粳米、糯米、绿豆混合洗净，浸泡 1 小时。将甘薯洗净，去皮，切丁。往砂锅内加入粳米、糯米、绿豆，加入适量清水，以武火煮沸，再改用中小火熬煮 20 分钟，加入甘薯，待甘薯变软、粥表面稠密、糯软。加糖调味。

【用法】佐餐食用。

【功效】清热解毒。适用于高脂血症患者。

无花果枸杞粥

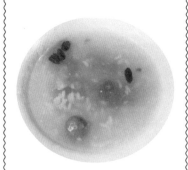

【原料】粳米 100 克，无花果粉 25 克，枸杞子 10 克。

【制作】粳米淘洗干净，用清水浸泡约 30 分钟。枸杞子用水冲洗干净待用。将粳米放入锅中，加入适量清水如常法煮粥，待米开花煮成稀薄粥时，调入无花果粉、枸杞子，再用文火稍煮片刻。

【用法】佐餐食用。

【功效】健胃止泻，消肿利咽，降压，降糖，祛脂。适用于高脂血症、高血压、糖尿病、脂肪肝、消化不良、慢性胃炎、慢性肠炎等病及咽喉肿痛患者。

玉米山楂大枣粥

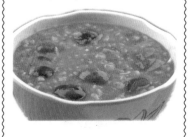

【原料】玉米 60 克，山楂片 15 克，大枣 15 枚，粟米 120 克，红糖 25 克。

【制作】先将玉米洗净，用冷开水泡发，研磨成玉米浆粉，备用。再将粟米淘洗干净，放入砂锅中，加水适量，浸泡 30 分钟，再与洗净的大枣一起用中火煮沸，调入玉米浆粉，拌和均匀，改用文火煨煮 1 小时，待粟米酥烂，粥黏稠时，调入捣烂的山楂片，继续用文火煮沸，拌入红糖。

【用法】每日早、晚餐食用。

【功效】调中开胃，补虚降脂。适用于各种类型的高脂血症患者。

西红柿粥

【原料】新鲜西红柿 150 克，蒲黄粉 10 克，生姜 5 克，粟米 120 克。

【制作】先将生姜洗净，切成片，晒干或烘干，研成细末，备用。将西红柿用清水洗净，连皮切碎，剁成西红柿糊，盛入碗中，待用。将粟米淘洗干净，放入砂锅中，加水适量，用武火煮沸后，改用文火煮 30 分钟，调入西红柿糊、生姜粉，拌匀，继续用文火煨煮至粟米酥烂，再调入蒲黄粉，搅拌均匀，煮沸。

【用法】早、晚餐食用。

【功效】益气散瘀，通脉降脂。适用于各种类型的高脂血症患者。

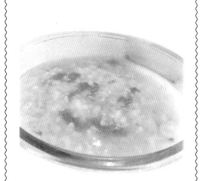

萝卜豆腐粥

【原料】粳米 100 克，新鲜萝卜 200 克，豆腐 100 克。葱花、姜末、枸杞、食盐、食用植物油各适量。

【制作】粳米淘洗干净，用清水浸泡约 30 分钟。豆腐冲洗干净，切成小方块。萝卜洗净，切成丁待用。粳米放入锅中，添加适量清水如常法煮粥，待米开花时放入萝卜、豆腐，再加入食盐、姜末、枸杞、食用植物油，文火继续煮至粥成时，撒入葱花调味。

【用法】佐餐食用。

【功效】消食导滞，消渴，降压，利尿。适用于糖尿病、高脂血症、高血压患者。

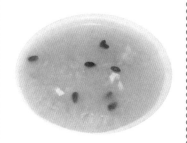

冬瓜粥

【原料】新鲜连皮冬瓜 250 克，粳米 80 克。

【制作】先将冬瓜洗净切成小块，与淘洗干净的粳米一起放入砂锅中，加水 800 毫升，用武火烧沸后再改用文火煮熬成稀粥。

【用法】每天早、晚餐温热服用。

【功效】清热利尿，消脂减肥。适用于高脂血症及单纯性肥胖症患者。

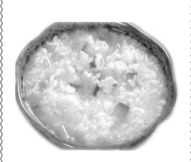

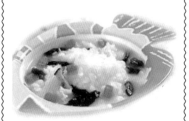

双耳粥

【原料】黑木耳 30 克，银耳 20 克，粟米 100 克，胡萝卜适量。

【制作】将黑木耳、银耳用温水泡发，洗净，用刀剁成碎末，备用。将粟米淘洗干净，和胡萝卜一起放入砂锅中，加水适量，用武火煮沸后调入双耳末，改用文火煨煮 1 小时至粟米酥烂。

【用法】每日早、晚餐食用。

【功效】通脉降脂，滋阴补血。适用于各种类型的高脂血症患者。

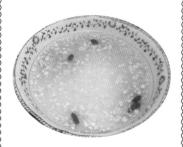

麦片枸杞粥

【原料】大麦片 100 克，枸杞子 20 克。

【制作】大麦片用适量水稍浸泡。枸杞子洗净，用温水泡软待用。大麦片放入锅中，添加适量开水烧沸，随即放入枸杞子略煮。

【用法】佐餐食用。

【功效】健脾开胃，滋补肝肾，益精明目，降糖降脂。适用于糖尿病、高血压、脂肪肝、高脂血症、慢性胃炎等患者。

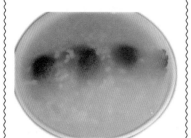

三七山楂粟米粥

【原料】三七 3 克，山楂（连核）20 克，粟米 100 克。

【制作】将三七洗净，晒干或烘干，研成细末，备用。将山楂洗净，切成薄片，待用。将粟米淘洗干净，放入砂锅中，加水适量，先用武火煮沸，加入山楂片，改用文火煨煮至粟米酥烂，待粥将熟时，调入三七粉，拌和均匀。

【用法】早、晚餐分别食用。

【功效】消食导滞，化瘀降脂。适用于中老年人气滞血瘀型高脂血症患者。

核桃仁粥

【原料】核桃仁 50 克，陈皮、蒲黄各 10 克，粟米 100 克。

【制作】先将核桃仁拣洗干净，烘干，研成细末，备用。将陈皮拣洗干净，晒干或烘干，研成细粉，待用。然后将粟米淘洗干净，放入砂锅内，加水适量，用武火煮沸后，改用文火煨煮半小时，调入核桃仁细末、陈皮粉、蒲黄粉，搅拌均匀，再用文火煨煮至粟米酥烂。

【用法】早、晚餐食用。

【功效】益气散瘀，降低血脂。适用于各种类型的高脂血症患者。

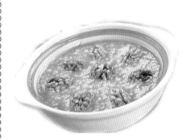

南瓜燕麦粥

【原料】南瓜 200 克，燕麦片 100 克。

【制作】南瓜外表洗净，然后剖开、去瓤，切成片后再切成丁待用。将燕麦片用适量水稍浸泡。砂锅上火放入南瓜丁，添加适量清水武火烧沸，改文火焖煮至南瓜丁断生，再加入燕麦片烧沸，煮约 5 分钟。

【用法】佐餐食用。

【功效】补脾胃，益气力，降血脂，降尿酸。适用于痛风、高脂血症、糖尿病等患者。

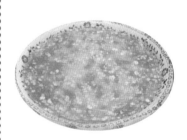

栗子桂圆粥

【原料】栗子 10 个，桂圆 15 克，粳米 75 克，枸杞适量。

【制作】将栗子去壳洗净，切成碎块，与淘洗干净的粳米一同放入砂锅中，加入清水适量，武火煮沸后，改用文火慢煮，待粥将成时，放入桂圆，再稍煮即可。

【用法】每日 1 次，早餐服食。

【功效】补肝肾，强筋骨。适用于高脂血症、动脉粥样硬化患者。

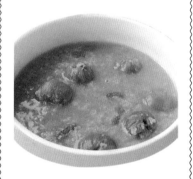

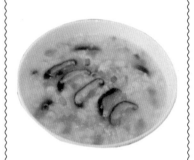

香菇粥

【原料】新鲜香菇 30 克（干香菇 15 克），粟米 100 克，胡萝卜、香葱适量。

【制作】先将新鲜香菇择洗干净（干香菇可以泡发洗净），切成条状或切碎，盛入碗中，备用。将粟米淘洗干净放入砂锅内，加水适量，先用武火煮沸后，再改用文火煨煮半小时，调入香菇、胡萝卜拌匀，继续用文火煨煮至粟米酥烂，待粥将熟时加入香葱，调匀。

【用法】早、晚各食用 1 次。

【功效】益气补虚，散瘀降脂。适用于各种类型的高脂血症患者。

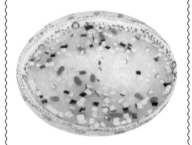

茄子粥

【原料】鲜嫩茄子 250 克，粳米 100 克。枸杞、葱花、食盐、料酒、食用植物油各适量。

【制作】粳米淘洗干净，用水浸泡约 30 分钟。茄子去蒂，冲洗干净，切成片后再切成丁。砂锅上火倒入油烧热，投入葱花炸香，放入茄丁炒匀，烹入料酒，加入调味料，熟时盛入碗中待用。将粳米放入砂锅中，添加适量清水如常法煮粥，待粥成时，拌入炒好的茄子。

【用法】佐餐食用。

【功效】清热解毒，利尿止痛，降脂。适用于高脂血症、肠风下血、热毒疮痈、皮肿溃烂等患者。

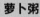萝卜粥

【原料】大白萝卜 250 克，粳米 50 克。

【制作】先将白萝卜洗净、煮熟榨汁去渣，再用萝卜汁与汤加粳米熬成粥。

【用法】早、晚餐，温热服用。

【功效】消食利气，宽中止渴。适用于高脂血症，尤其是总胆固醇升高患者。

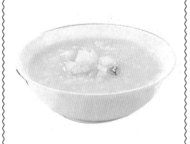

豆腐芹菜粥

【原料】新鲜芹菜 20 克，豆腐 50 克，粳米 100 克，食盐适量。

【制作】将芹菜洗净切碎，与豆腐和淘洗干净的粳米一同放入砂锅中，加清水适量，用武火烧开，再用文火煮成粥，加食盐调味。

【用法】早、晚餐食用。

【功效】清热生津，散瘀破结，消肿解毒。适用于高脂血症、糖尿病患者。

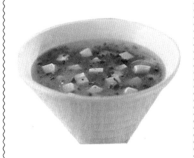

牛奶大枣粥

【原料】新鲜牛奶 250 毫升，大枣 20 枚，粟米 120 克。

【制作】先将大枣洗净，用温水浸泡半小时，去核，备用。再将粟米淘洗干净，放入砂锅中，加水适量，用武火煮沸后，加入浸泡的大枣，改用文火煨煮至粟米酥烂，待粥将熟时，加入鲜牛奶，再用文火煨煮至沸。

【用法】早、晚餐分别食用。

【功效】益气补虚，活血降脂。适用于各种类型的高脂血症患者。

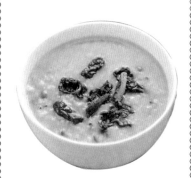

无花果山楂粥

【原料】粳米 100 克，山楂 50 克，干无花果 50 克，枸杞适量。

【制作】粳米淘洗干净，用清水浸泡约 30 分钟。山楂去杂质，用水冲洗干净，再用刀拍破后去籽待用。将粳米放入砂锅中，添加适量清水如常法煮粥，待米煮开花时，放入山楂、干无花果，再用文火稍煮成粥。

【用法】佐餐食用。

【功效】健脾消食，活血化瘀，降糖降脂。适用于高脂血症、糖尿病、脂肪肝、消化不良、慢性肠炎等患者。

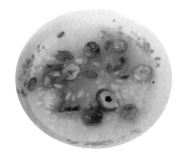

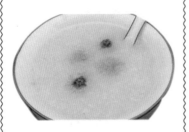

菊花决明子粥

【原料】菊花 10 克，决明子 10 克，粳米 50 克，冰糖适量。

【制作】将决明子放入砂锅内炒至微有香气，取出，待凉。将炒过的决明子与菊花煎汁，去渣取汁。用药汁加粳米煮粥，粥将熟时加入冰糖，再稍煮一会即可。

【用法】佐餐食用。

【功效】清肝明目，降压通便。适用于高脂血症患者。

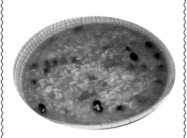

黑豆高粱粥

【原料】高粱米 150 克，黑豆 50 克。糖、桂花、食用碱粉、枸杞各适量。

【制作】分别将高粱米、黑豆淘洗干净。先将黑豆放入砂锅中，添加适量清水和少许食用碱粉煮至半熟待用。锅上火添加少量水和高粱米烧开，待高粱米将要煮开花时，倒入黑豆及其煮黑豆的汁水武火烧开，再转文火煮至粥汁黏稠时，调入桂花、糖。

【用法】佐餐食用。

【功效】健脾养血，利湿开胃，降低尿酸。适用于痛风，尤其适宜伴有肥胖症、高脂血症、高血压等患者。

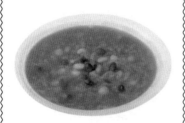

小麦红豆玉米粥

【原料】水发小麦 80 克，水发红豆 90 克，水发大米 130 克，鲜玉米粒 90 克，食盐 2 克。

【制作】砂锅注适量清水烧开，倒入洗净的大米、玉米，再放入洗净的小麦和红豆，搅拌均匀，加盖烧开后，用文火煮 40 分钟。揭盖，加入食盐，拌匀调味，将煮好的粥盛出装入碗中。

【用法】佐餐食用。

【功效】疏风清热，燥湿止痒，润肤养颜。适用于高脂血症患者。

黄瓜粥

【原料】黄瓜 150 克，糯米 200 克，蜂蜜 50 克。

【制作】先将糯米浸泡 2 小时淘净，加水适量，用文火熬煮 15 分钟。再将黄瓜洗净去籽，切成小丁放入粥内，待粥将熟时，调入蜂蜜，稍煮片刻。

【用法】随量食用。

【功效】清热解毒，利水通便。适用于高脂血症患者。

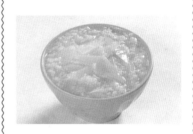

牛奶红枣粥

【原料】红枣 50 克，大米 100 克，牛奶 1000 毫升，去皮绿豆 50 克。

【制作】将大米、去皮绿豆、红枣用清水洗净，再将红枣切成粒。取瓦煲 1 个，加入牛奶，煮沸后加入大米、去皮绿豆，用文火煲约 30 分钟。再加入红枣，调入糖，继续煲 12 分钟。

【用法】佐餐食用。

【功效】镇静安神，美容养颜。适用于高脂血症患者。

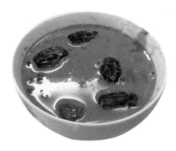

燕麦绿豆粥

【原料】燕麦片 100 克，绿豆、玉米面各 60 克，蜂蜜适量。

【制作】将绿豆淘洗干净，放入锅中，加入清水适量，武火煮沸后，改用文火煮至熟烂，再将用凉开水调和的燕麦片、玉米面糊均匀地搅拌入锅中，调入蜂蜜，再稍煮。

【用法】每日 2 次，分早晚温热服食。

【功效】调中健脾，清热利水，祛脂降压。适用于脾虚湿盛型高脂血症患者。

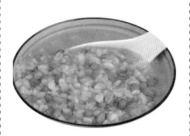

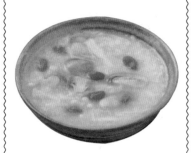

养生菇粥

【原料】大米 100 克，草菇 20 克，金针菇 50 克，小黄瓜 20 克。食用植物油、食盐、枸杞子各适量。

【制作】将小黄瓜切丝，草菇、金针菇洗净，切段。大米洗净，加食用植物油、食盐浸泡 30 分钟。把草菇、金针菇段、小黄瓜丝放入沸水中氽烫，捞出。砂锅内加适量清水，武火煮沸，加大米，煮沸，转中火煮至粥成。加草菇、金针菇段、小黄瓜片、枸杞子和白粥，煮沸后转文火煮 10 分钟，加入食盐调味煮沸。

【用法】佐餐食用。

【功效】适用于高脂血症患者。

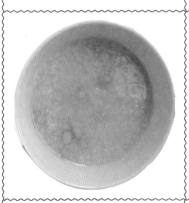

黄豆粥

【原料】黄豆 60 克，粟米 120 克。

【制作】先将黄豆拣杂，洗净，放入清水中浸泡过夜，次日再淘洗干净，备用。将粟米淘洗干净后，与黄豆一起放入砂锅中，加清水适量，先用武火煮沸后，再改用文火煨煮至黄豆酥烂。

【用法】早、晚餐食用。

【功效】健脾宽中，活血通脉，降低血脂。适用于各种类型的高脂血症患者。

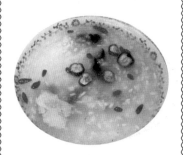

海参鸡肉糁子粥

【原料】玉米糁 150 克，水发海参 1 只，鸡脯肉 75 克。山楂干、枸杞、葱、姜汁、食盐、料酒、胡椒粉、食用植物油各适量。

【制作】玉米糁提前用水浸泡。海参切成丁，用开水烫一下待用。鸡脯肉洗净，剔去筋膜后切成丁，加入料酒、葱、姜汁拌匀。将玉米糁、山楂干、枸杞放入锅中，添加适量清水如常法煮粥，待玉米糁煮开花时，投入鸡脯肉丁搅匀，煮至肉熟，再加入海参丁煮熟，加入食盐、胡椒粉、食用植物油调味，煮至粥成。

【用法】佐餐食用。

【功效】滋阴补肾，降血脂，降血压。适用于高脂血症、肝肾阴虚患者。

银鱼粥

【原料】银鱼干 60 克，粟米 120 克，胡萝卜丝适量。

【制作】先将银鱼干拣洗干净，烘干后研成粗粉状，备用。将粟米淘洗干净，放入砂锅中，加水适量，用武火煮沸后，改用文火煨煮半小时，调入银鱼粉、胡萝卜丝，再用文火煮至粟米酥烂。

【用法】早、晚餐食用。

【功效】滋阴补虚，通脉降脂。适用于各种类型的高脂血症患者。

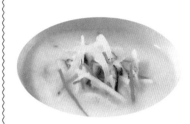

燕麦玉米粥

【原料】玉米面 100 克，燕麦片 100 克。

【制作】将燕麦片用适量水稍浸泡待用。锅上火添加适量清水，放入燕麦片武火烧开，再撒入玉米面并不停地搅动，转文火煮成粥。

【用法】佐餐食用。

【功效】调中开胃，降血脂，降低尿酸。适用于痛风、高脂血症、高血压患者。

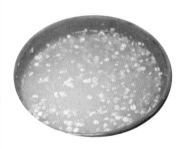

口蘑香菇粥

【原料】稠粥 1 碗，口蘑 80 克，香菇 50 克。食用植物油、料酒、酱油、食盐、葱花各适量。

【制作】香菇泡发回软，洗净去蒂，切片，口蘑切片。砂锅内入稠粥，加适量清水，上火煮沸，加入口蘑片、香菇片及食盐，煮约 15 分钟，撒上葱花。

【用法】佐餐食用。

【功效】降压，降脂。适用于高脂血症患者。

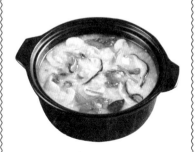

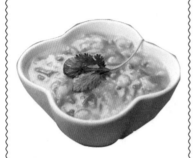

粳米胡萝卜粥

【原料】粳米 80 克，胡萝卜 200 克，冰糖适量。

【制作】先将胡萝卜洗净，切成小丁，将粳米淘洗干净，一起放入砂锅中，加水适量。再将砂锅置于武火上煮成粥。待粥将熟时，加入冰糖，稍煮食用。

【用法】每日早、晚餐食用。

【功效】养颜美容，降脂减肥。适用于高脂血症合并肥胖症患者。

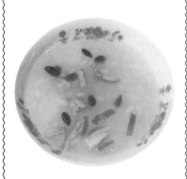

陈皮枸杞粟米粥

【原料】粟米 100 克，枸杞子 20 克，陈皮 20 克。

【制作】粟米淘洗干净，用清水浸泡约 30 分钟。枸杞子用水冲洗干净。陈皮研成细末待用。粟米放入锅中，添加适量清水如常法煮粥，待米煮至开花时，放入枸杞子，煮至粥成时，调入陈皮末搅匀略煮。

【用法】佐餐食用。

【功效】理气解郁，滋补肝肾，化痰降脂。适用于高脂血症患者。

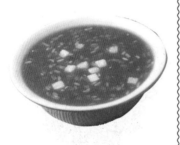

紫薯山药粥

【原料】大米 100 克，山药 50 克，紫薯 50 克。食盐适量。

【制作】大米淘洗干净，泡 1 小时。紫薯、山药均去皮，切块。砂锅置火上，倒入大米和适量清水，武火煮沸。加入山药块、紫薯块，转文火熬煮 40 分钟至粥成，加食盐调味。

【用法】佐餐食用。

【功效】减肥瘦身。适用于高脂血症患者。

兔肉粥

【原料】大米100克，嫩兔肉100克。香菇、葱、姜、料酒、食盐、胡椒粉、香油各适量。

【制作】大米洗净，浸泡30分钟。嫩兔肉洗净切片，加入食盐、料酒、香油腌制片刻。葱洗净，切丝。姜去皮，切丝。砂锅内放适量清水，加入大米、香菇，武火煮沸，改文火煮至八成熟。加入兔肉片、食盐、姜丝、胡椒粉拌煮，煮沸加后加入香油、葱丝。

【用法】佐餐食用。

【功效】健脑益智。适用于高脂血症患者。

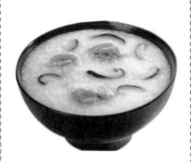

芝麻枸杞粥

【原料】粳米100克，芝麻10克，枸杞子10克。

【制作】粳米淘洗干净，用清水浸泡约30分钟。分别将芝麻、枸杞子用水冲洗干净待用。粳米放入锅中，添加适量清水如常法煮粥，待米煮至开花时，放入芝麻、枸杞子，煮至粥成时。

【用法】佐餐食用。

【功效】降糖降脂，滋补肝肾，润肠通便。适用于脂肪肝、高脂血症、糖尿病、习惯性便秘等患者。

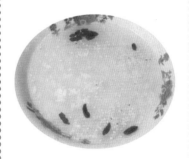

紫皮大蒜粥

【原料】紫皮大蒜60克，陈粟米120克。

【制作】先将紫皮大蒜剥去外皮，洗净后切碎，剁成大蒜蓉，备用。将陈粟米淘洗干净，放入砂锅中，加水适量，用武火煮沸后，改用文火煨煮至粟米酥烂，待粥将熟时，调入紫皮大蒜蓉，搅拌均匀。

【用法】早、晚分2次食用。

【功效】降脂降糖，排毒降浊。适用于各种类型的高脂血症，尤其适用于气滞血瘀型高脂血症合并糖尿病患者。

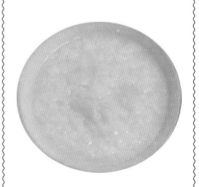

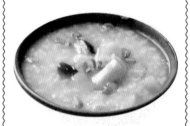

山药香菇萝卜粥

【原料】水发香菇 50 克，白萝卜片、鲜山药块、粳米各 100 克，香葱、食盐各适量。

【制作】将粳米淘洗干净，放入锅中，加入清水适量，武火煮沸后改用文火煮粥，待粥将成时，加入水发香菇、白萝卜片、鲜山药块，继续煮 5~10 分钟，放入香葱及食盐等调料搅匀，稍煮。

【用法】每日 1~2 次，温热服食。

【功效】健脾益气，祛湿利水，适用于脾虚湿盛型高脂血症患者。

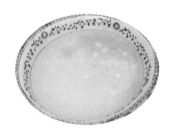

玉米山药粥

【原料】新鲜山药 100 克，玉米糙 50 克。

【制作】玉米糙淘洗干净，用清水浸泡约 30 分钟。山药去皮，洗净，切成滚刀小块。将玉米糙放入锅中，添加适量清水如常法煮粥，待玉米糙煮开花时，放入山药，煮至粥稠时。

【用法】佐餐食用。

【功效】益肺宁心，健脾开胃，利水消肿，降糖降脂。适用于高脂血症、糖尿病患者。

银耳菊花粥

【原料】银耳 30 克，菊花 10 克，糯米 150 克。枸杞、糖各适量。

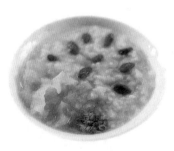

【制作】将银耳洗净泡发，改成小朵。菊花洗净，糯米洗净。取瓦煲一个，加入适量清水，用中火煮沸，下入糯米，改用文火煲至糯米开花。再投入银耳、菊花、枸杞，调入糖，继续用文火煲 15 分钟。

【用法】佐餐食用。

【功效】清热健胃，增加免疫力。适用于高脂血症、高血压及肥胖症患者。

荠菜豆腐羹

【原料】嫩豆腐 250 克，荠菜 120 克，面筋 50 克，葱、生姜末各 10 克。

【制作】将嫩豆腐（焯熟）、面筋均匀切成小丁，将荠菜洗净去杂，切成细碎状。将炒锅置于火上烧热放油适量，当油烧至七成熟时煸葱、姜，加入清汤、食盐，投入嫩豆腐丁、面筋丁、荠菜，用文火炖煮半小时，用湿淀粉勾芡，淋上香油，起锅装入大汤碗中。

【用法】佐餐食用。

【功效】清热利水，降脂，降压。适用于高脂血症合并高血压、冠心病、动脉硬化患者。

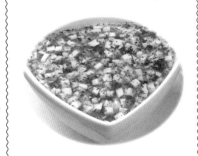

山药绿豆羹

【原料】山药 150 克，绿豆 60 克，蜂蜜 25 克。

【制作】先将山药洗净，刮去外皮，切碎，捣烂成糊状，备用。将绿豆淘洗干净后放入砂锅中，加水适量。中火煮沸后改用文火煨煮至熟烂呈开花状，调入山药糊，继续煨煮 15 分钟，离火后兑入蜂蜜，拌和成羹。

【用法】每日早、晚餐分别食用。

【功效】清热解毒，降脂减肥。适用于高脂血症合并脂肪肝患者。

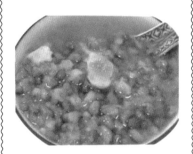

牛奶玉米羹

【原料】玉米粉 100 克，牛奶 50 毫升，糖适量。

【制作】把玉米粉放在凉水中加热，一边搅拌一边煮沸。加入牛奶和糖，拌匀。

【用法】佐餐食用。

【功效】降脂，降压。适用于高脂血症患者。

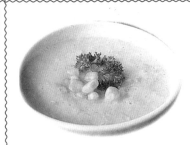

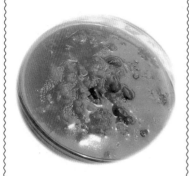

冬瓜赤小豆羹

【原料】冬瓜 500 克，赤小豆 80 克，红糖 30 克，藕粉 30 克。

【制作】将冬瓜连瓤切碎，绞榨成糜糊状。将赤小豆放砂锅中，加水用中火煨煮至熟烂，加红糖拌匀，再加入冬瓜糜糊，用文火煨煮至沸，调入搅匀的湿藕粉，边煨边拌成羹。

【用法】每日早、晚餐分别食用。

【功效】健脾利水，祛脂降压。适用于高脂血症合并高血压患者。

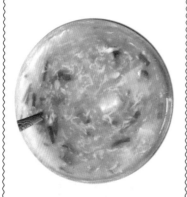

豆腐平菇羹

【原料】平菇 350 克，豆腐 180 克。料酒、食盐、湿淀粉、胡椒粉、青蒜末、蛋清各适量。

【制作】将豆腐、平菇切成小丁，分别放入沸水焯一会捞出，用冷水浸凉，沥干。将炒锅置于武火上，放入平菇丁，待煮沸后放入豆腐丁、料酒、食盐，烧沸后，用湿淀粉勾芡，蛋清搅拌倒入，形成蛋花。烧沸后装入汤碗中，撒入青蒜末、胡椒粉。

【用法】早、晚餐佐餐食用。

【功效】降血脂，防止动脉粥样硬化。适用于高脂血症合并动脉粥样硬化患者。

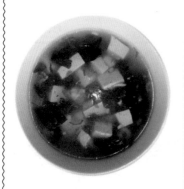

黑木耳豆腐羹

【原料】黑木耳 25 克，豆腐 350 克。鲜汤、料酒、食用植物油、花椒、豆瓣酱、食盐、淀粉各适量。

【制作】将黑木耳用手撕成小块备用。将豆腐切丁。将食用植物油放入炒锅中，放黑木耳及豆瓣酱，翻炒，加鲜汤，倒豆腐丁，加少许食盐，用文火煨炖 30 分钟，用湿淀粉勾芡，调入花椒，拌匀后出锅。

【用法】佐餐食用。

【功效】补血活血，散瘀通络。适用于高脂血症、高血压患者。

红薯山药大枣羹

【原料】红薯 200 克，山药 150 克，大枣 10 枚，山芋粉、红糖各适量。

【制作】将红薯洗净，切成细粒状。山药洗净、去皮，切成薄片。大枣洗净。之后将红薯粒、山药片及大枣一同放入锅中，加入清水适量，煮至将成稠糊状时，捞出大枣核，调入山芋粉糊，加入红糖，边搅边调，继续用文火煨煮成羹。

【用法】每日 2 次，分早晚服食。

【功效】益气健脾，宽肠通便，降低血脂。适用于高脂血症患者。

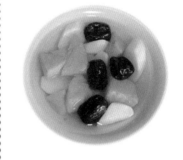

枸杞子玉米羹

【原料】鲜玉米粒 200 克，枸杞子 5 克，青豆粒 10 克，水淀粉适量。

【制作】将鲜玉米粒、枸杞子、青豆粒用清水洗净。锅内烧清水，待水开后，投入鲜玉米粒、枸杞子、青豆粒，用中火煮约 6 分钟。然后用水淀粉勾芡，推匀盛入碗内。

【用法】佐餐食用。

【功效】滋肝明目，益肾助阳，健脾和胃，养血补虚。适用于冠心病、高血压、高脂血症、动脉硬化患者。

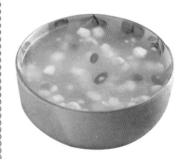

黑木耳豆枣山楂羹

【原料】黑木耳 30 克，黄豆 80 克，大枣 30 枚，山楂片、湿淀粉适量。

【制作】先将黑木耳用温开水泡发，撕成朵瓣，洗净，备用。再将黄豆、大枣分别洗净。将黄豆放入砂锅，加水适量，用武火煮沸后，改用文火煨煮 1.5 小时，待黄豆熟烂，加黑木耳、大枣、山楂片，继续煨煮至黄豆酥烂，用湿淀粉勾芡成羹。

【用法】佐餐食用。

【功效】平肝降压，润燥祛风。适用于高脂血症合并冠心病、高血压、便秘患者。

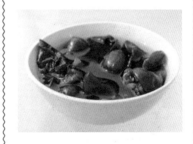

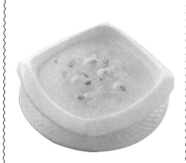

白果鸡蛋羹

【原料】白果 20 克，鸡蛋 3 只，藕粉 1 袋。

【制作】鸡蛋磕入碗中，打散搅匀。藕粉用温开水调匀。白果去壳、皮，倒入锅中，加入两碗水，武火煮沸后改文火，炖 15 分钟左右至软烂。将鸡蛋液慢慢浇到锅中，待鸡蛋花成形后，倒入藕粉，边煮边搅拌，煮至沸腾、颜色透明。

【用法】佐餐食用。

【功效】温肺益气，适用于高脂血症患者。

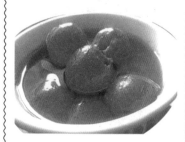

西红柿山楂陈皮羹

【原料】西红柿 250 克，山楂 30 克，陈皮 10 克，湿淀粉适量。

【制作】先将山楂、陈皮分别去杂、洗净，将山楂切成片（去籽），陈皮切碎，一起放入碗中，备用。再将西红柿放入温水中浸泡片刻，反复洗净，连皮切碎，剁成西红柿糊，待用。然后在锅中加入清水适量，调入山楂、陈皮，用中火煨煮 20 分钟，加入西红柿糊拌匀。改用文火煨煮 15 分钟，以湿淀粉勾兑成羹。

【用法】每日早、晚餐分别食用。

【功效】消食导滞，通脉降脂。适用于高脂血症合并慢性胃炎、吸收不良综合征者。

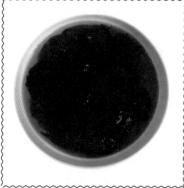

黑木耳羹

【原料】黑木耳 30 克，糖少许。

【制作】将黑木耳洗净泡开，入锅中煮沸后，用文火煨烂，调入适量糖。

【用法】吃木耳喝汤，每日 1~3 次。

【功效】和血补虚，降血脂。适用于高脂血症合并冠心病患者。

红豆腰果燕麦粥

【原料】 水发红豆 90 克，燕麦 85 克，腰果 40 克，冰糖 20 克，食用植物油适量。

【制作】 热锅注油，烧至四成热，倒入腰果，炸至金黄色捞出，沥干油。砂锅注水烧开，倒入燕麦、红豆搅拌，烧开后文火炖 40 分钟。将腰果倒入木臼中，捣碎成末，倒出装盘中备用。倒入冰糖搅至溶化，撒上腰果。

【用法】 佐餐食用。

【功效】 益气健脾，宽肠通便，降低血脂。适用于高脂血症患者。

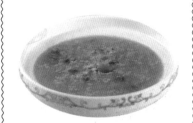

枸杞银耳羹

【原料】 水发银耳 100 克，枸杞子 40 克。

【制作】 银耳去除根蒂，洗净，撕成小朵。枸杞子冲洗干净，用清水浸泡待用。银耳放入砂锅中，添加适量清水武火烧开后，转文火炖煨约 40 分钟，再加入枸杞子继续炖煨至浓稠。

【用法】 佐餐食用。

【功效】 润肺生津，滋阴补胃，降糖降脂，保肝。适用于高脂血症患者。

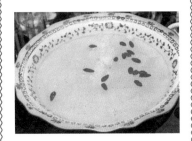

牡蛎豆腐羹

【原料】 牡蛎肉 200 克，嫩豆腐 200 克。食盐、姜片、葱花、蒜片、水淀粉、食用植物油各适量。

【制作】 牡蛎肉洗净，切成两半。嫩豆腐洗净，切丁。锅置火上，放食用植物油烧热，下蒜片、姜片煸香，加水煮沸。加入豆腐丁、食盐煮沸，加入牡蛎肉、葱花，用水淀粉勾芡，调味。

【用法】 佐餐食用。

【功效】 强肝解毒，净化瘀血。适用于高脂血症患者。

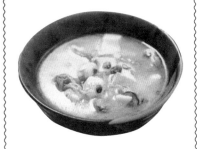

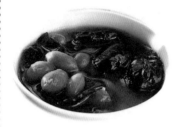

黑木耳花生枣羹

【原料】黑木耳30克，花生60克，大枣25枚，山楂片、湿淀粉适量。

【制作】将黑木耳用温水泡发，撕成朵片瓣，洗净，备用。将花生、大枣分别洗净，放入砂锅中，加水适量，先用武火煮沸后，再改用文火煨煮1小时30分钟，待花生熟烂，加黑木耳及少许山楂片，继续煨煮至花生、黑木耳酥烂，用湿淀粉勾芡成羹。

【用法】每日早、晚餐分别食用。

【功效】补益肝肾，温补脾胃。适用于高脂血症、高血压患者。

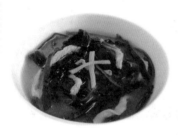

海带木耳羹

【原料】海带30克，黑木耳25克，湿淀粉适量。

【制作】将海带、黑木耳用温水发透洗净，放入锅内煮沸，加湿淀粉勾成羹。

【用法】每日早、晚餐分别食用。

【功效】滋阴平肝，降血脂。适用于阴虚阳亢型高脂血症患者。

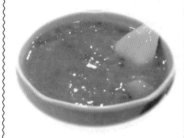

绿豆牛奶羹

【原料】绿豆粉150克，牛奶250毫升，蒲黄30克，湿淀粉适量。

【制作】将绿豆粉用清水调成稀糊状，放入锅中，用中火煨煮，边煮边调，成绿豆羹糊状，倒入牛奶，并且加入蒲黄，改用文火煨煮成稀糊状，用湿淀粉勾芡成羹。

【用法】每日早、晚餐分别食用。

【功效】补虚通脉，散瘀降脂。适用于高脂血症合并动脉粥样硬化患者。

第三节　菜　肴　方

菜肴是以蔬菜、肉、禽蛋以及海味水产品等为主要原料（有的配以一定比例的药物），经烹调（炒、爆、熘、烧、焖、烩、炖、煞、蒸、煮、扒、煨等）而制成。

海带爆木耳

【原料】水发黑木耳150克，水发海带70克，大蒜1瓣，食用植物油、葱花、酱油、食盐、糖、香油各适量。

【制作】将黑木耳、海带洗净，切丝备用。大蒜切成薄片，与葱花一同倒入烧热的食用植物油锅中爆香，再倒入海带丝、木耳丝，急速翻炒，之后加入酱油、食盐、糖，淋上香油。

【用法】每日1~2次，佐餐食用。

【功效】活血化瘀，化浊、降脂。适用于高脂血症患者。

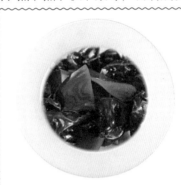

拌海带丝

【原料】水发海带250克，葱白1段，蒜泥、干辣椒、食盐、糖、香油、食用植物油各适量。

【制作】海带用水泡洗干净，切成丝，入沸水锅中焯透后入凉开水中过凉，捞出沥水待用。葱白洗净，切成丝。干辣椒切碎。锅上火倒入油烧热，投入干辣椒，烧成辣椒油后停火，倒入海带，加入食盐、糖、蒜泥、葱白、香油拌匀，出锅装盘。

【用法】佐餐食用。

【功效】利水泄热，镇咳平喘。适用于高脂血症、甲状腺肿大、慢性气管炎、高血压等患者。

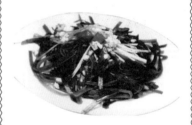

黄瓜拌豆芽

【原料】黄瓜250克，黄豆芽300克，蛋皮丝15克。食盐、醋、蒜泥、麻油各适量。

【制作】黄瓜洗净，切成丝，加食盐稍腌一下，沥干水分入盘。豆芽掐去两头洗净，放入沸水略烫捞出。黄瓜丝、豆芽丝、蛋皮丝混合拌匀，加食盐、醋、蒜泥、麻油拌和装盘。

【用法】佐餐食用。

【功效】清热利湿，消肿除痹。适用于高脂血症患者。

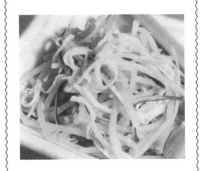

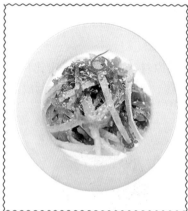

芹菜凉拌海蜇皮

【原料】芹菜 250 克，水发海蜇皮 120 克。食盐、糖、醋、香油各适量。

【制作】将芹菜洗净，去叶，除粗筋，切成 2 厘米长的段，在沸水中焯一下，捞出，控干水分。将水发海蜇皮切成细丝。然后将芹菜、海蜇皮丝一起拌匀，再加入食盐、糖、醋等调料，拌匀，淋上香油。

【用法】佐餐食用。

【功效】降血脂，降血压，平肝泻火。适用于高脂血症合并高血压患者。

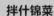

拌什锦菜

【原料】黄瓜 1 条，胡萝卜 100 克，芹菜 100 克，皮蛋 2 只，水发粉丝 100 克，水发海带 75 克。食盐、糖、醋、六月鲜酱油、胡椒粉、香油各适量。

【制作】黄瓜去籽瓤切成丝。海带、胡萝卜切成丝。芹菜切段。将胡萝卜丝、黄瓜丝加入食盐拌匀略腌。粉丝切成段，与海带丝分别入沸水中焯烫一下，捞出待用。皮蛋去壳，切成丝。将食盐、糖等所有调味料放入碗中调匀，制成调味汁。将黄瓜丝、胡萝卜丝挤去水分，放入大碗中，加其他 3 种原料拌匀，装盘后浇调味汁，食用时拌和。

【用法】佐餐食用。

【功效】适用于各种类型的高脂血症患者。

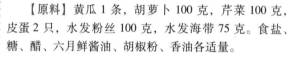

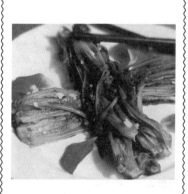

姜汁菠菜

【原料】菠菜 200 克，生姜末 30 克。食盐、醋、麻油各适量。

【制作】菠菜去老黄叶，洗净，每棵从中间扳开，折成 2 节。生姜末加醋成汁。锅上火，放清水烧沸，倒入菠菜稍烫一下，捞出沥干水分，装盘，撒上食盐，浇上姜汁，淋入麻油。

【用法】佐餐食用。

【功效】利五脏，通血脉，止渴润肠，改善贫血。适用于高脂血症患者。

葱油萝卜丝

【原料】白萝卜 200 克，香葱 100 克，红椒丝 10 克，香菜叶 5 克。食盐、胡椒粉各适量。

【制作】萝卜洗净，切成细丝，加食盐腌渍 15 分钟。红椒丝放沸水焯一下。香菜叶洗净。香葱洗净，切成葱花，放在油锅中炸香成葱油。萝卜丝洗净，挤干水分装入盘中，加入食盐、胡椒粉拌匀，浇上葱油，用香菜、红椒丝点缀。

【用法】佐餐食用。

【功效】清热解毒。适用于高脂血症、肥胖患者。

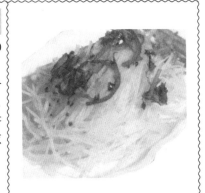

葱花蚕豆

【原料】蚕豆瓣 300 克，香葱 20 克，胡萝卜 50 克。食盐、糖、食用植物油各适量。

【制作】蚕豆瓣冲洗干净，沥干水分。香葱摘洗干净，切成葱花待用。胡萝卜切成菱形备用。锅上火倒入油烧热，下蚕豆瓣武火快速翻炒，加入胡萝卜、食盐、糖，溜入少许开水，菜炒熟后，先用盘盛出。锅继续上火添加少许油，投入葱花爆香，下炒好的蚕豆瓣、胡萝卜炒匀，出锅装盘。

【用法】佐餐食用。

【功效】清热利湿，健脾涩精，降脂。适用于高脂血症、冠心病、脂肪肝、癞皮病、肾炎、高血压、肝炎等患者。

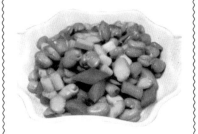

水芹菜拌黄豆芽

【原料】水芹菜 450 克，黄豆芽 250 克。食盐、香油各适量。

【制作】将水芹菜剔除烂根、老叶，洗净后入沸水中焯熟，沥水，切成 2 厘米长的段备用。将黄豆芽去根须，洗净，入沸水中煮熟，沥水，再与水芹菜段拌匀，再加适量食盐，淋上香油。

【用法】佐餐食用。

【功效】降血脂，降血压，滋阴润燥。适用于高脂血症合并高血压患者。

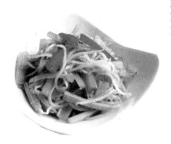

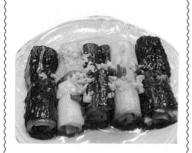

糖醋黄瓜卷

【原料】黄瓜250克。糖、香油、醋各适量。

【制作】将黄瓜洗净，切成小段后挖去中间的瓤，使其呈圆的形状，将糖醋调好，把黄瓜卷放入浸泡大约半小时，淋上香油。

【用法】佐餐食用。

【功效】清热解毒，利尿减肥。适用于高脂血症及高脂血症合并肥胖症、高血压、冠心病、癌症患者。

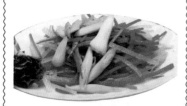

胡萝卜炒青蒜

【原料】胡萝卜150克，青蒜150克。食盐、糖、酱油、食用植物油各适量。

【制作】将胡萝卜洗净，切成丝。青蒜摘洗干净，切成段待用。锅上火倒入油烧热，下胡萝卜丝、青蒜翻炒片刻，加入食盐、糖、酱油炒至入味，出锅装盘。

【用法】佐餐食用。

【功效】健胃消食，顺气化痰、散瘀。降血脂，适用于高脂血症患者。

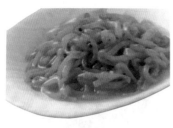

辣椒芋丝

【原料】魔芋450克。红辣椒、花椒、食盐、鲜汤、食用植物油各适量。

【制作】红辣椒洗净，切圈。魔芋洗净，切成丝。将魔芋丝入沸水锅余去碱涩味，捞出沥干水分。炒锅置火上，加入适量食用植物油烧热，下入花椒炒香，加魔芋丝、食盐，用中火慢炒片刻。加鲜汤炒至入味，待汁水将干时加辣椒圈，出锅装盘。

【用法】佐餐食用。

【功效】推动血行，防止瘀肿。适用于高脂血症患者。

绿豆萝卜灌大藕

【原料】大藕4节，绿豆200克，胡萝卜125克，糖适量。

【制作】先将绿豆淘洗干净，浸泡30分钟，沥干水分、研碎。胡萝卜洗净切碎，捣成泥状。再将糖与绿豆、胡萝卜泥调匀备用。把藕洗净，用刀切开靠近藕节的一端，切下部分留作盖，之后将调匀的绿豆萝卜泥塞入藕洞内，塞满为止，盖上留下的藕盖，用竹签插牢，上锅隔水蒸熟。

【用法】每日1~2次，当点心食用。

【功效】滋补肝肾，降低血脂。适用于高脂血症患者。

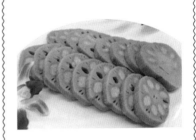

冬菇烧面筋

【原料】鲜香菇150克，面筋200克，冬笋片30克。酱油、高汤、食盐、糖、料酒、食用植物油各适量。

【制作】香菇去蒂，洗净，改刀成片。面筋冲洗干净，切成块。锅上火倒入油烧热，放入香菇、笋片略炒，再放入面筋块同炒片刻，加入酱油、料酒、高汤、食盐、糖烧开，待面筋松软入味，出锅装盘。

【用法】佐餐食用。

【功效】健脾养胃，润肺止咳，理气化痰，适用于高血压、高脂血症患者。

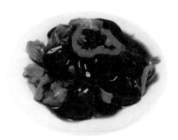

炒土豆丝

【原料】土豆400克，食用植物油、酱油、食盐、醋、葱花和花椒各适量。

【制作】土豆去皮，洗净，切成细丝，放于清水中浸泡10分钟，洗去水淀粉，清爽为止。炒锅置火上，加入适量食用植物油烧热，下入葱花、花椒略炸，倒入土豆丝。土豆丝炒拌均匀（约5分钟），待土豆丝快熟时加酱油、醋、食盐，略炒一下，出锅装盘。

【用法】佐餐食用。

【功效】和中养胃，健脾利湿。适用于高脂血症患者。

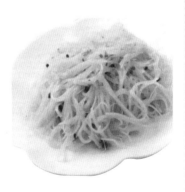

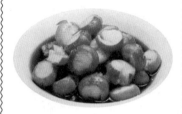

糖醋杨花萝卜

【原料】杨花萝卜400克。绵糖、醋、食盐、香油各适量。

【制作】杨花萝卜洗净，削去根蒂，用刀将其拍一下，放入大碗中，加入食盐腌渍约20分钟，挤去水分，待用。净锅上火倒入适量清水，放入糖烧开，稍煮后倒入碗内，至冷却后，放入醋调匀，再将杨花萝卜放入浸泡约1小时。食用时将杨花萝卜取出装盘，淋入香油。

【用法】佐餐食用。

【功效】健脾养胃，顺气化痰，降脂，降压。适用于胃热、高脂血症、高血压、肥胖症等患者。

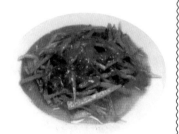

麻酱莴笋

【原料】莴笋400克，熟白芝麻5克。食盐、芝麻酱、糖、麻油各适量。

【制作】莴笋去皮，洗净，切成丝，放入盆中，加入食盐稍腌。将腌制过的莴笋丝装入盘中，加入糖、芝麻酱、白芝麻拌匀，淋上麻油，装盘。

【用法】佐餐食用。

【功效】清热，利尿，通经脉。适用于高脂血症患者。

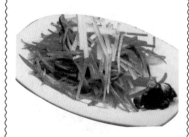

冬瓜炒胡萝卜

【原料】冬瓜250克，胡萝卜150克，青椒1个。食盐、糖、鲜汤、水淀粉、食用植物油各适量。

【制作】冬瓜、胡萝卜、青椒洗净。冬瓜去皮及瓤，切成丝。胡萝卜切成丝。青椒去籽，切成丝。锅上火倒入油烧热，下冬瓜丝、胡萝卜丝、青椒丝翻炒片刻，再溜入少许鲜汤，加入食盐、糖炒入味，用水淀粉勾芡，起锅装盘。

【用法】佐餐食用。

【功效】清热化痰，消肿利湿。适用于高脂血症患者。

冬瓜烧香菇

【原料】冬瓜 300 克，香菇 100 克。姜末、食盐、糖、鲜汤、食用植物油各适量。

【制作】冬瓜洗净，去皮及瓤，切成片。香菇洗净，切成片。锅上火倒入油烧热，投入姜末炸香，下香菇略煸炒，再放入冬瓜炒制，加入食盐、糖，溜入少许鲜汤，中火将香菇、冬瓜烧熟，起锅装盘。

【用法】佐餐食用。

【功效】清热化痰，消肿利湿。适用于高脂血症患者。

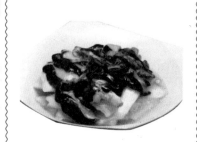

皮蛋拌什锦

【原料】蛋皮 100 克，黄瓜 100 克，胡萝卜 100 克，粉丝 75 克，海带 75 克。食盐、醋、糖、酱油、胡椒粉、麻油各适量。

【制作】蛋皮切成丝。海带、胡萝卜、黄瓜洗净，分别切成丝，并用食盐略腌。粉丝切成段。海带丝、粉丝段分别入沸水烫一下捞出待用。将食盐、醋、糖、酱油、胡椒粉、麻油等调味料放碗中调成汁。将所有的丝装入盘中拌匀，浇上汁，食用时拌和。

【用法】佐餐食用。

【功效】利尿消肿，适用于高脂血症患者。

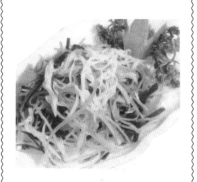

洋葱炒黄鳝丝

【原料】活黄鳝 400 克，洋葱 150 克。葱、姜汁、剁椒、胡椒粉、食盐、酱油、醋、料酒、淀粉、清汤、食用植物油各适量。

【制作】黄鳝宰杀，去骨，切成丝，加入葱姜汁、食盐、料酒拌匀，腌渍片刻。洋葱剥去外皮，冲洗干净，切成丝。锅上火倒入油烧热，投入鳝鱼丝滑油至熟，倒入漏勺沥油。锅中留少许底油，投入剁椒、洋葱煸炒，加入少许清汤、食盐、酱油、勾薄芡，倒入鳝鱼丝翻炒均匀，淋入少许醋，撒上胡椒粉，出锅装盘。

【用法】佐餐食用。

【功效】补虚，降脂，强筋骨。适用于有风湿腰痛、腰膝酸软症状，高血压、动脉硬化等患者。

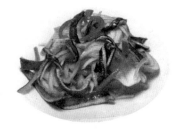

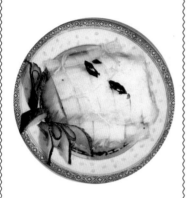

麻辣白菜

【原料】大白菜750克，干辣椒10克，花椒25粒。食盐、料酒、酱油、食用植物油各适量。

【制作】大白菜洗净，掰成块。干辣椒切成小段待用。炒锅上火，放油烧热，下花椒、干辣椒煸香，放入白菜、食盐迅速翻炒，随即加入料酒、酱油，翻炒均匀，起锅装盘。

【用法】佐餐食用。

【功效】养胃利水，解热除烦。适用于高脂血症患者。

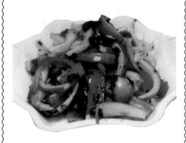

豆豉炒洋葱

【原料】洋葱200克，淡豆豉、食盐、食用植物油各适量。

【制作】将洋葱剥去表皮，冲洗干净，切成片。锅上火倒入油烧热，下豆豉炒出香味，再放入洋葱片翻炒，加入食盐炒至入味，出锅装盘。

【用法】佐餐食用。

【功效】降糖、降压、降脂。适用于高脂血症、糖尿病、高血压患者。

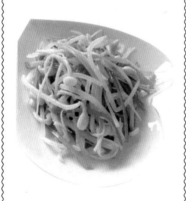

拌三色素菜

【原料】芹菜150克，绿豆芽50克，胡萝卜30克，麻油、醋、食盐、酱油、蒜泥各适量。

【制作】将芹菜洗净后破开切段，胡萝卜洗净后切丝，与洗净的绿豆芽一起入沸水锅中焯一下，装入盘中，加醋、食盐、酱油、蒜泥、麻油，拌匀。

【用法】佐餐食用。

【功效】调脂减肥，平肝降压。适用于高脂血症、高血压患者。

凉拌胡萝卜丝

【原料】胡萝卜250克，香菜、生姜丝、酱油、糖、食盐、香油各适量。

【制作】先将胡萝卜洗净，切成细丝，晾干待用。将香菜去杂，洗净，切碎。将胡萝卜丝放在温水中泡软，取出，控干水分，用姜丝拌和装盘，上面撒入香菜末。另取小碗，放入酱油、糖、食盐、香油，调和均匀，浇在胡萝卜丝上。

【用法】佐餐食用。

【功效】祛脂降糖，明目降压。适用于高脂血症合并糖尿病患者。

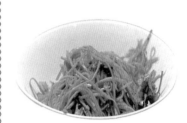

炖三蘑

【原料】新鲜口蘑、平菇、草菇各100克。姜米、青蒜丝、食盐、糖、草鸡汤、香油、食用植物油各适量。

【制作】分别将口蘑、平菇、草菇去掉杂质，冲洗干净。口蘑、草菇切成片，平菇改刀成小块，然后一同入沸水焯烫一下，沥水待用。将口蘑、平菇、草菇放在汤碗中，添加适量草鸡汤，加入姜米、食盐等调味料，上笼蒸约25分钟取出，撒上青蒜丝、淋上香油。

【用法】佐餐食用。

【功效】滋补肝肾，祛脂降压。适用于病毒性肝炎、高脂血症、高血压、冠心病患者。

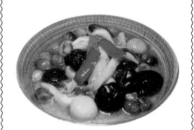

陈醋拌洋葱

【原料】鲜洋葱150克，红椒丝15克，老陈醋30克。

【制作】鲜洋葱洗净后去粗皮，切成丝。红椒丝洗净。洋葱丝装入盘中，撒上红椒丝，浇上老陈醋。

【用法】佐餐食用。

【功效】解毒杀虫，润肠行气，祛痰利尿。适用于高脂血症患者。

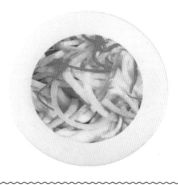

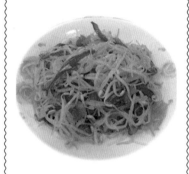

三色银芽

【原料】绿豆芽 350 克，青红椒 50 克，食盐、糖、生姜丝、香油各适量。

【制作】先将绿豆芽择洗干净，入沸水中焯过，再用凉水过凉。将青红椒去籽洗净切丝，然后将青红椒丝和绿豆芽混匀，加入适量食盐、生姜丝、糖拌匀后淋上香油。

【用法】佐餐食用。

【功效】清热解毒，降脂，降压。适用于高脂血症、高脂血症合并动脉硬化患者。

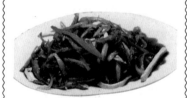

干丝拌青椒

【原料】青椒 150 克，豆腐干 150 克。食盐、糖、酱油、香油各适量。

【制作】青椒去蒂、籽，洗净，切成丝，入沸水中焯烫一下，捞入冷开水中激凉，再捞出沥水。豆腐干切成丝，入沸水中焯烫，沥水待用。将青椒丝、干丝放入大碗中，加入食盐、糖、酱油、香油拌匀后，装盘。

【用法】佐餐食用。

【功效】温中和胃，降糖，降脂。适用于高脂血症、慢性胃炎患者。

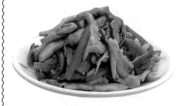

醋熘平菇

【原料】鲜平菇 350 克，彩椒 30 克。糖 2 汤匙，酱油、醋、食用植物油各适量。

【制作】先将洗净的鲜平菇切片，彩椒切丝。待油锅烧热后加入平菇片焖炒片刻，再加入彩椒、糖、酱油和少量的水，迅速搅拌，使之呈糊状，再加入适量醋调匀。

【用法】佐餐食用。

【功效】降低胆固醇。适用于高胆固醇血症患者。

黄豆芽炖豆腐

【原料】黄豆芽250克，豆腐150克，雪里蕻100克。食盐、葱花、豆油各适量。

【制作】将黄豆芽择洗干净，将豆腐切成方丁，雪里蕻洗净切成小段。在锅内放油烧热，投入葱花煸香，放入黄豆芽煸炒片刻，加适量水用武火烧沸，再放入豆腐、雪里蕻，改用文火炖至入味，加食盐炒匀。

【用法】佐餐食用。

【功效】健脾益气，清热解毒。适用于高脂血症合并肥胖症患者。

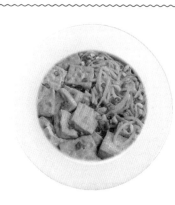

枸杞苦瓜炒肉片

【原料】猪里脊肉100克，嫩苦瓜150克，枸杞子30克。红辣椒、姜米、食盐、料酒、水淀粉、鲜汤、食用植物油各适量。

【制作】猪肉切柳叶片，加入食盐、料酒拌腌片刻，加淀粉上浆。苦瓜去瓤切片，加食盐拌腌。枸杞子用水泡软。红辣椒切条。锅上火倒入油至五成热时，放肉片滑油至熟，倒漏勺沥油。锅留少许底油。投姜米炸香，下苦瓜片、枸杞、红辣椒武火快炒，溜入少许鲜汤，加入食盐，水淀粉勾薄芡，倒肉片炒匀。

【用法】佐餐食用。

【功效】清暑泻热，滋养肝肾，降糖降脂。适用于高脂血症、脂肪肝患者。

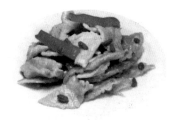

绿豆芽炒兔肉丝

【原料】绿豆芽250克，兔肉丝120克。生姜、食盐、糖、料酒、芡粉各适量。

【制作】兔肉丝120克加入食盐、糖、料酒、芡粉等腌好备用。再将生姜洗净刮皮、切丝，将绿豆芽剪去头尾，洗净。起油锅，放入腌好的兔肉丝炒至刚熟，盛入盘中，另起油锅，下姜丝、绿豆芽、食盐、炒至七成熟，再加入兔肉丝炒片刻，调味，放入香油。

【用法】佐餐食用。

【功效】补中益气，清热解毒。适用于高脂血症合并动脉粥样硬化患者。

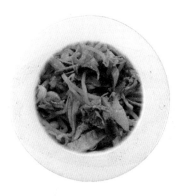

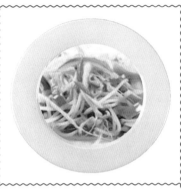

洋葱炒黄豆芽

【原料】洋葱 180 克，黄豆芽 250 克。食用植物油、食盐各适量。

【制作】先将洋葱切成 4 块，再将炒锅置于火上，加入食用植物油烧热后，放入洋葱块煸炒，再放入黄豆芽翻炒几下，加入少许食盐、水，用文火煨炖 10 分钟。

【用法】佐餐食用。

【功效】降脂利胆。适用于高脂血症合并胆囊炎患者。

枸杞核桃仁鸡丁

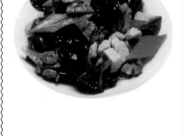

【原料】鸡脯肉 50 克，核桃仁 100 克，枸杞 20 克，鸡蛋清 1 个。葱、姜汁、姜米、食盐、料酒、淀粉、食用植物油各适量。

【制作】鸡脯肉洗净，切成鸡丁，加入葱姜汁等调味料拌匀，再用蛋清、淀粉上浆。核桃仁用开水泡后去皮，沥水。枸杞子用水泡软。锅上火倒入油至五成热时，放入鸡丁滑油至熟，捞出沥油。再投入核桃仁炸至色泽金黄时，倒入漏勺沥油。锅中留少许底油，投入姜米炸香，放入鸡丁、核桃仁、枸杞子，再用水淀粉勾芡，起锅装盘。

【用法】佐餐食用。

【功效】补肾壮阳，补气补血，明目健身，降脂。适用于高脂血症患者。

蘑菇炖豆腐

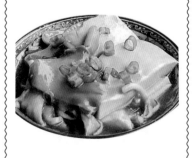

【原料】鲜蘑菇、豆腐各 100 克，食盐、食用植物油各适量。

【制作】先将鲜蘑菇洗净，切成片状，用食用植物油煸炒，再加入切成小块的豆腐块和适量清水，一起煮沸，再用食盐调味。

【用法】佐餐食用，量随意。

【功效】祛脂宁心，益寿延年。适用于高脂血症、动脉硬化症、冠心病患者。

葱香拌兔丝

【原料】兔肉丝 300 克，彩椒丝 50 克，葱段 20 克，蒜末少许，食盐 3 克，生抽 4 毫升，陈醋 8 毫升，香油少许。

【制作】将选好的葱切小段，锅中加水煮沸，倒入洗净的兔肉丝，煮熟捞出，沥干，装碗。往碗中放彩椒丝、蒜末，加少许食盐、生抽、陈醋、香油搅拌均匀，撒上葱段。

【用法】佐餐食用。

【功效】补中益气，健脑益智。适用于高脂血症患者。

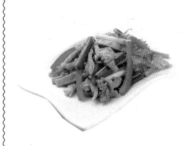

果味卷心菜

【原料】卷心菜 300 克，黄瓜 1 条，胡萝卜 1 根，鲜橙子 2 个。食盐、糖、香油各适量。

【制作】卷心菜叶去掉硬梗，洗净，切成细丝。黄瓜洗干净，切成细丝。胡萝卜洗净去皮，切成细丝。将 3 种原料的丝一起放入小盆中，加入食盐拌腌至软。鲜橙子榨汁待用。将腌制好的 3 丝挤去部分水分，加入鲜橙汁、糖拌匀，装盘，淋上香油。

【用法】佐餐食用。

【功效】补益肝肾，健胃通络，降低尿酸。适用于高脂血症、肥胖症等患者。

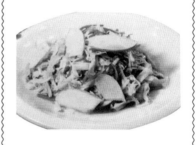

兔肉萝卜煲

【原料】兔肉块 500 克，白萝卜 500 克。香叶、八角、草果、姜片、葱段、食盐、料酒、生抽、食用植物油各适量。

【制作】白萝卜洗净去皮切块。锅中加水煮沸，倒入洗净的兔肉块，氽水捞出。用油起锅，放姜片、葱段爆香，放兔肉块翻炒，放香叶、八角、草果、料酒、生抽略炒，加水煮沸，放白萝卜煮熟。转入砂锅慢煲，加食盐调味。

【用法】佐餐食用。

【功效】补中益气，健脑益智。适用于高脂血症患者。

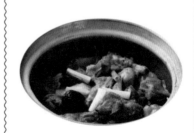

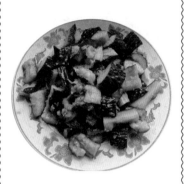

姜汁黄瓜

【原料】黄瓜 250 克，红椒丝 5 克。食盐、生姜、糖、麻油各适量。

【制作】黄瓜洗净，剖开，去瓤，切成菱形块，用食盐水浸泡 20 分钟，沥干水分，码在盘中。姜去皮，洗净，放碗内，加点凉水，捣成姜汁，然后加入糖、食盐和麻油拌匀，浇在黄瓜上，放上红椒丝。

【用法】佐餐食用。

【功效】清热，解渴，利尿。适用于高脂血症患者。

蒜末苦瓜

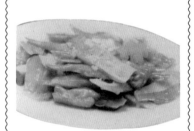

【原料】苦瓜 300 克，红辣椒 1 个。蒜末、食盐、糖、食用植物油各适量。

【制作】苦瓜洗净，顺长对半剖开，去瓤，切成片。红辣椒洗净，去籽，切成菱形片。锅上火倒入油至八成热时，倒入苦瓜、红辣椒快速炒制，溜入少许水，加入食盐、糖炒至苦瓜稍变软，再加入蒜末炒匀，出锅装盘。

【用法】佐餐食用。

【功效】清热润脾，养肝明目，降糖降脂。适用于高脂血症患者。

蒜苗烧豆腐

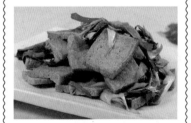

【原料】大蒜苗 250 克，豆腐 350 克。食用植物油、食盐、花椒水、生姜末各适量。

【制作】将大蒜苗择洗干净，切成 2 厘米长的段。置炒锅于火上，放入油烧热，再放入生姜末焅锅后，再放入豆腐块炒碎，放入食盐、花椒水、蒜苗，炒至八九成熟。

【用法】佐餐食用。

【功效】益气和中，解毒行滞。适用于高脂血症合并高血压、动脉粥样硬化症患者。

白菜心烧香菇

【原料】白菜心 350 克，香菇 250 克、肉汤、食盐、猪油、胡椒粉、湿淀粉适量。

【制作】将香菇去根，放入温水中泡涨，洗净，挤干水分。将白菜心菜头划十字花刀，放入沸水锅中氽熟捞出，再放入凉水中泡凉，沥干水分。将炒锅置于中火上，锅烧热后加入猪油、香菇煸炒，加入肉汤、食盐、胡椒粉、白菜心煮沸，改用文火将白菜心烧熟，再用湿淀粉勾芡。

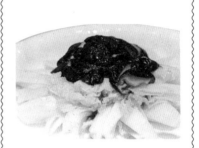

【用法】佐餐食用。

【功效】降血脂、降血压。适用于高脂血症合并高血压患者。

海带炒银芽

【原料】绿豆芽 300 克，水发海带 150 克，红辣椒 1 个。姜米、食盐、糖、料酒、酱油、醋、胡椒粉、食用植物油各适量。

【制作】海带切细丝，入沸水加料酒煮熟，捞出沥水。绿豆芽择洗干净，沥干水。红辣椒洗净切成丝。锅上火倒入油至八成热时，投入姜米、红辣椒丝、豆芽武火速炒至断生，再倒入海带丝，加入调味料炒匀，起锅装盘。

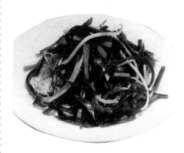

【用法】佐餐食用。

【功效】清热解毒，软坚散结，降脂。适用于高脂血症患者。

金蒜烧平菇

【原料】鲜平菇 500 克，大蒜 100 克。食盐、糖、酱油、鲜汤、胡椒粉、食用植物油各适量。

【制作】平菇洗净，撕成大片，投入沸水中焯水，取出挤干水分。大蒜头洗净。锅上火，放油烧热，投大蒜头，文火炸至蒜头金黄色，捞出大蒜头，放平菇、酱油、糖、食盐、鲜汤，烧至入味，倒入蒜头，继续烧片刻，起锅装盘，撒上胡椒粉。

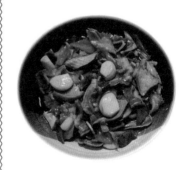

【用法】佐餐食用。

【功效】追风散寒，舒筋活络。适用于高脂血症患者。

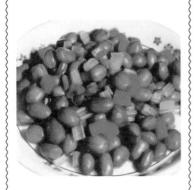

花生拌芹菜

【原料】花生仁 150 克，芹菜 150 克，红椒 20 克。食盐、醋、酱油、糖、胡椒粉、麻油各适量。

【制作】花生仁洗净，放入锅中加水煮熟捞出。芹菜取茎洗净，切成粒。红椒洗净，切成小块。分别将芹菜、红椒放入沸水锅中焯熟待用。花生仁、芹菜、红椒装入盘中，加入盐、醋、酱油、糖、胡椒粉、麻油，食用时拌和。

【用法】佐餐食用。

【功效】平肝降压，镇静安神。适用于高脂血症、高血压、肥胖病患者。

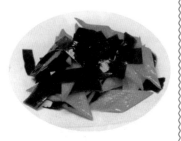

海带炒胡萝卜

【原料】胡萝卜 150 克，水发海带 150 克，青椒 1 个。食盐、糖、酱油、醋、胡椒粉、食用植物油各适量。

【制作】海带洗净，切成细丝，焯水待用。胡萝卜洗净，切成丝。青椒冲洗、去籽，切成丝。锅上火倒入油至九成热时，投入青椒丝、胡萝卜丝武火速炒至断生，再倒入海带丝，加入食盐、糖、酱油、醋、胡椒粉炒匀，起锅装盘。

【用法】佐餐食用。

【功效】降压，降脂。适用于高脂血症患者。

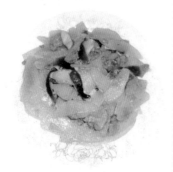

莴苣炒香菇

【原料】莴苣 450 克，水发香菇 100 克。糖、食盐、酱油、胡椒粉、湿淀粉、食用植物油各适量。

【制作】将莴苣去皮，洗净，切成片。将水发香菇去杂，洗净，切成菱形片。将炒锅置于火上，放入适量食用植物油烧热，倒入莴苣片、香菇片，煸炒几下，加入酱油、食盐、糖，入味后加入胡椒粉，用湿淀粉勾芡，推匀，出锅。

【用法】佐餐食用。

【功效】降脂，降压，利尿通便。适用于高脂血症、高血压患者。

芹菜炒鳝鱼片

【原料】鳝鱼 150 克，芹菜 180 克。香油、食盐、湿淀粉、葱花、姜丝、蒜蓉各适量。

【制作】将鳝鱼活宰，除去肠脏、骨、头，洗净，用沸水焯去血腥，切成片备用。将芹菜洗净后切成小段，放入沸水焯一下，捞出备用。将炒锅置武火上，锅烧热后放入适量香油，油烧热后放入生姜丝、蒜蓉及葱花炒香，再放入鳝鱼片，炒至六成熟时再放入芹菜段，炒熟后，再加食盐，用湿淀粉勾芡，略炒。

【用法】佐餐食用。

【功效】清热解暑，降脂健胃。适用于高脂血症合并动脉粥样硬化患者。

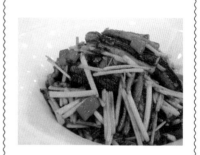

海带炒山药

【原料】山药 150 克，水发海带 150 克。红辣椒、葱、食盐、鲜汤、淀粉、食用植物油各适量。

【制作】海带切粗丝，入沸水加料酒略煮至断生，捞出沥水。山药去皮切长方条。红辣椒切条。锅上火倒入油至四成热时，投入山药条炒至断生，倒漏勺沥油。锅留少许底油，投葱花煸香，倒入山药条、海带丝、红辣椒条，再加少许食盐、鲜汤烧沸，用水淀粉勾芡，起锅装盘。

【用法】佐餐食用。

【功效】降压，降脂，降糖。适用于高脂血症、动脉硬化、冠心病患者。

香菇西兰花

【原料】西兰花 400 克，水发香菇 100 克，山药 15 克。食盐、鲜汤、食用植物油各适量。

【制作】西兰花洗净，切块，放入沸水中焯一下，捞出。香菇去蒂洗净，批成片。山药切片待用。锅上火，放油烧热，倒入香菇煸炒，下鲜汤、山药片、西兰花、食盐、鲜汤、食用植物油炒制，待西兰花入味时，起锅装盘。

【用法】佐餐食用。

【功效】增强机体免疫力。适用于高脂血症患者。

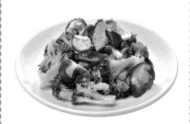

蛤蜊豆腐

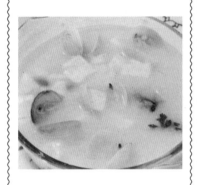

【原料】豆腐1块，蛤蜊肉100克。香菜叶、生姜、葱末、食盐、料酒、酱油、胡椒粉、湿淀粉、鲜汤、食用植物油各适量。

【制作】豆腐切块，入沸水汆一下。蛤蜊肉用食盐水洗净，沥去水分。锅上火，放油烧热，放入生姜、葱末煸香，下蛤蜊肉，烹料酒，加酱油、食盐、胡椒粉烩制，盛入碗中。锅复上火，放入豆腐、鲜汤烧沸，下蛤蜊肉烧至豆腐入味，加入调味料，湿淀粉勾芡，起锅装盘。

【用法】佐餐食用。

【功效】补血养阴，祛斑增白。适用于高脂血症患者。

耗油扒冬瓜

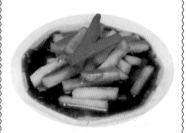

【原料】冬瓜500克。胡萝卜条、葱、姜米、食盐、糖、蚝油、鲜汤、水淀粉各适量。

【制作】冬瓜切条，撒少食盐，腌制约10分钟，清水冲洗去食盐分，沥水。锅上火倒入油烧热，投葱、姜、胡萝卜条煸香，加鲜汤，加食盐、糖、蚝油，放冬瓜用武火烧开，转中火烧约4分钟，待汤汁浓稠时，将冬瓜出锅装盘。

【用法】佐餐食用。

【功效】清热化痰，消肿利湿。适用于便秘、高血压、高脂血症患者。

天麻当归炖蹄筋

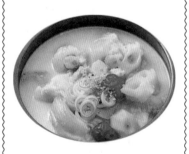

【原料】牛蹄筋100克，当归18克，白芍15克，天麻12克，红花9克。葱段、生姜片、食盐各适量。

【制作】将牛蹄筋除杂洗净，切成小块，与当归、白芍、天麻、红花一同放入砂锅中，摆上葱段、生姜片，加入清水适量，置文火上炖，待牛蹄筋熟烂时，捞出当归、白芍、天麻，加入食盐调味。

【用法】每日1次，食筋饮汤。

【功效】平肝、养肝、强筋，养血、活血、降脂。适用于肝肾阴虚型高脂血症患者。

鱼胶豆腐合

【原料】豆腐 2 大块，鱼胶 100 克，香菇、芹菜各 20 克，菜心 10 棵。食盐、鲜汤、湿淀粉、食用植物油各适量。

【制作】豆腐放热水锅浸烫（水不能沸），捞入冷水中浸透，修成正方块，将每块豆腐中间挖一个孔。香菇涨发，芹菜洗净，分别切成末。菜心洗净，修成宝剑形，放入沸水锅中烫熟。鱼胶内放入香菇末、芹菜末拌和均匀。将鱼胶糊抹在每块豆腐中间的孔中，装盘，上笼蒸 5~8 分钟，取出，用菜心点缀。锅中放鲜汤、调味料，用湿淀粉勾芡，淋油。

【用法】佐餐食用。

【功效】益气和中、生津润燥。适用于高脂血症、高血压并发头痛眩晕、手脚麻木、体倦无力患者。

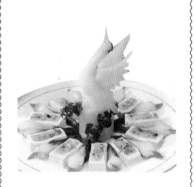

蜂蜜蒜头

【原料】大蒜头 1000 克，蜂蜜适量。

【制作】将大蒜头去外皮，用刀拍碎，加蜂蜜适量，拌和均匀，腌渍 3 天后食用。

【用法】每次 15 克，每日 2 次，细嚼后，缓缓咽下。

【功效】益气润肠，解毒。适用于高脂血症合并高血压患者。

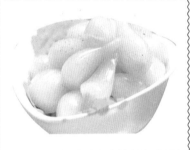

鸡蛋炒笋丝

【原料】鲜嫩春笋 100 克，鸡蛋 4 只。食盐、糖、料酒、食用植物油各适量。

【制作】春笋洗净，切丝待用。鸡蛋磕入碗中，加入食盐、料酒搅匀。锅上火倒入油烧热，倒入鸡蛋液炒熟，盛入盘内待用。锅继续上火倒入油至八成热时，投入笋丝，同时加入食盐、糖，武火速炒片刻，放入炒好的鸡蛋炒匀，装盘。

【用法】佐餐食用。

【功效】健脾化滞，益气健脾。适用于高脂血症、高血压、冠心病、肿瘤、营养不良、脂肪肝患者。

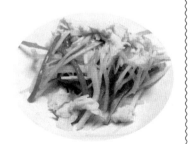

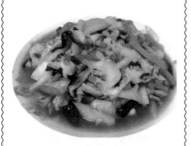

三丝白菜

【原料】大白菜心或娃娃菜 1 棵，火腿丝 25 克，香菇丝 20 克，笋丝 20 克，胡萝卜丝 20 克。食盐、鸡汁、鲜汤、湿淀粉、食用植物油各适量。

【制作】白菜心洗净，在中间顺长剖开，在尾部划一刀（保持菜心完整），下沸水锅中焯一下。锅中放入鲜汤烧沸，放入菜心、食盐、鸡汁烧透入味，捞出装盘。鸡汁留锅中，加入火腿丝、香菇丝、笋丝、胡萝卜丝，烧沸，用湿淀粉勾芡、淋油，浇在菜心上。

【用法】佐餐食用。

【功效】解渴利尿，通利胃肠。适用于高脂血症患者。

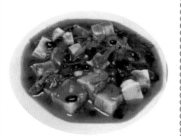

麻辣豆腐肉末

【原料】辣椒粉 3 克，花椒 12 粒，大蒜泥 15 克，嫩豆腐 300 克，猪瘦肉 50 克。大葱末、生姜末、胡椒粉、食盐、料酒各适量。

【制作】豆腐切方块。将猪瘦肉洗净，剁成肉泥，拌入大蒜泥、生姜末、大葱末、料酒、食盐。起油锅，先加辣椒粉、花椒，再加入备好的肉泥，翻炒至肉将熟时，倒入豆腐块，加清水、食盐，翻炒后，再撒入胡椒粉拌匀。

【用法】佐餐食用。

【功效】降脂减肥，健胃消食。适用于高脂血症、肥胖症患者。

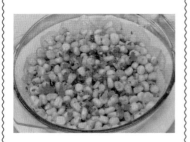

椒食盐玉米粒

【原料】嫩玉米粒 500 克，（青、红）椒、吉士粉、食盐、花椒食盐、干淀粉、食用植物油各适量。

【制作】玉米粒洗净，入沸水焯一下，沥水后加入食盐后放置约 15 分钟，再加入吉士粉、干淀粉拌匀。青、红椒切成粒待用。锅上火倒入油至七成热时，投入玉米粒炸至酥脆，倒入漏勺沥油。锅中留少许底油，投入青、红椒粒、花椒食盐、玉米粒翻炒均匀，起锅装盘。

【用法】佐餐食用。

【功效】调中开胃，降脂，降压，降低尿酸。适用于高血压、高脂血症、脂肪肝等患者。

酸菜薯条

【原料】酸菜 400 克，马铃薯 250 克，干辣椒 10 克。食盐、鲜汤、食用植物油各适量。

【制作】酸菜洗净，切成末。马铃薯去皮，切成条，用清水浸泡待用。干辣椒切成细丝。锅上火，放油烧热，下酸菜、干辣椒丝煸炒，加入鲜汤、薯条烧制，待薯条熟时，放入食盐，调好口味，起锅装盘。

【用法】佐餐食用。

【功效】和胃调中，健脾利湿。适用于高脂血症患者。

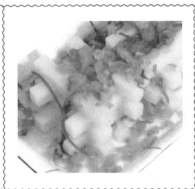

何首乌煮鸡蛋

【原料】鸡蛋 10 只，何首乌 150 克。姜片、葱段、食盐、料酒、酱油各适量。

【制作】锅中加水烧沸，放鸡蛋煮熟，捞出冷水过凉。剥蛋壳，用牙签在鸡蛋上扎十多个小孔待用。将何首乌放入锅中，添加适量清水武火煮沸，转文火煮约15分钟，加入葱段、姜片、食盐等调味料和剥壳鸡蛋，煮至鸡蛋入味。待鸡蛋冷却将鸡蛋切成瓣，摆放在盘中，浇上原汁。

【用法】佐餐食用。

【功效】补益肝肾。益肝潜阳。适用于高脂血症、动脉粥样硬化患者。

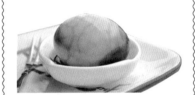

草菇海米豆腐

【原料】草菇 100 克，海米 50 克，豆腐 250 克。食用植物油、食盐、糖、醋、葱、生姜、蒜、酱油、湿淀粉各适量。

【制作】将草菇洗净，去蒂，入沸水略焯，捞出切成厚片。豆腐切块，入沸水略焯，捞出挤干水。海米放温水中泡透，洗净，葱切斜段，生姜切成末。锅上武火，放油烧热，下生姜末、葱段、海米炸香，放入草菇片煸炒片刻，放食盐、酱油、糖、大蒜、醋、清水适量烧沸，下豆腐块烧至汤浓入味时，湿淀粉勾芡，出锅。

【用法】佐餐食用。

【功效】益脾补肾，养血益精。适用于高脂血症、高血压患者。

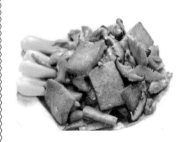

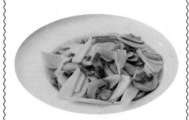

草菇炒笋片

【原料】新鲜草菇 350 克，油菜心 50 克，熟笋片 40 克。食盐、料酒、香油、胡椒粉各适量。

【制作】将鲜草菇去蒂，洗净，在沸水锅中余透捞出。将油菜心洗净，在沸水锅内烫透捞出。置锅于火上加适量水，放入鲜草菇、熟笋片、油菜心烧沸，加入料酒、食盐、胡椒粉烧沸 10 分钟，出锅盛入汤碗内，淋上香油。

【用法】佐餐食用。

【功效】降脂，预防心脑血管疾病。适用于高脂血症患者。

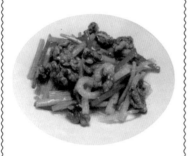

核桃拌芹菜

【原料】香芹 200 克，核桃仁 100 克。红辣椒、食盐、鲜味酱油、香油、食用植物油各适量。

【制作】干净芹菜入沸水焯，用冷水激凉，挤去水分，切成长约 4 厘米的段。红辣椒洗净、切丝。核桃仁用开水泡后去皮，沥水待用。锅上火倒入油烧热，投入核桃仁炸至外表呈金黄色时，倒入漏勺沥油。取较大的碗，放入食盐、酱油、香油调匀，然后放入芹菜、核桃仁拌匀，入盘。

【用法】佐餐食用。

【功效】润肌肤，乌须发，降血脂。适用于高脂血症患者。

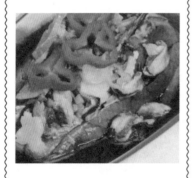

淡菜烧茄子

【原料】茄子 500 克，淡菜 25 克，青、红椒圈各 10 克。生姜、葱、大蒜头、酱油、食盐、料酒、食用植物油各适量。

【制作】茄子洗净，切成佛手花刀。淡菜放入碗中，用料酒浸发，洗净。锅上火，放油烧热，下葱、生姜、蒜煸香，放入茄子块和淡菜炒制，加酱油、食盐和清水，武火烧开，转文火焖烧入味，加青、红椒圈烧开，起锅。

【用法】佐餐食用。

【功效】降低胆固醇。适用于高脂血症患者。

鲜蘑冬瓜

【原料】蘑菇 250 克，冬瓜 350 克。清汤、葱、姜、食盐、五香粉、湿淀粉各适量。

【制作】将冬瓜去皮，切成 5 毫米厚的冬瓜片，备用。再将新鲜蘑菇洗净，连柄切成厚片，待用。置炒锅于火上，加入清汤适量，用中火煮沸后，放入蘑菇片、冬瓜片，加入葱花、生姜末，改文火烧至冬瓜熟透，加入食盐等调味料，用湿淀粉勾薄芡。

【用法】佐餐食用。

【功效】清热解毒，降脂减肥。适用于高脂血症、冠心病、动脉粥样硬化症患者。

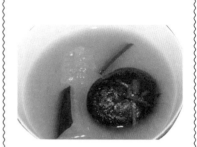

红烧腐竹

【原料】腐竹 200 克，水发玉兰片 75 克，蘑菇 50 克。姜米、食盐、糖、料酒、酱油、水淀粉、鸡汤、香油、食用植物油各适量。

【制作】腐竹泡软斜切成段，入沸水焯，沥净水。玉兰片切菱形。蘑菇批成薄片。锅上火倒入油烧热，投入姜米爆香，放入蘑菇略炒，烹入料酒，加入鸡汤烧开，下玉兰片、腐竹继续烧沸，加入酱油、食盐等调味料，水淀粉勾芡，淋香油。

【用法】佐餐食用。

【功效】消脂减肥。适用于高脂血症、高血压、冠心病、肥胖症患者。

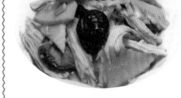

鸡酱熘茄条

【原料】紫茄子 300 克，青、红椒各 20 克。食盐、糖、鸡酱、醋、干淀粉、食用植物油各适量。

【制作】紫茄子去蒂，去皮，切成约 4 厘米长的条，用食盐稍腌。青、红椒分别切成与茄子长短一致的条。锅上火，放油烧热，将茄条逐个拍干淀粉，下油锅炸制黄色时捞出。锅复上火，留底油烧热，下鸡酱、食盐等调味品，用湿淀粉勾芡，倒入青、红椒条。

【用法】佐餐食用。

【功效】降低胆固醇。适用于高脂血症患者。

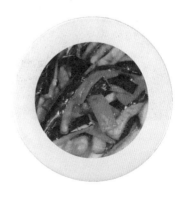

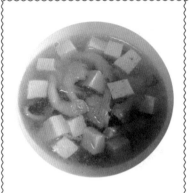

鲜蘑豆腐

【原料】豆腐 250 克，青豆 50 克，蘑菇 150 克。食盐、葱花、湿淀粉、鲜汤、食用植物油各适量。

【制作】豆腐切成小方丁。鲜蘑菇洗净，切成丁。分别将豆腐丁和鲜蘑丁放入沸水中焯一下，捞出沥水。锅上火，放油烧热，放入青豆煸炒，下豆腐丁、鲜蘑丁、鲜汤、食盐烧制，待豆腐入味时，用湿淀粉勾芡，起锅装盘，撒上葱花。

【用法】佐餐食用。

【功效】降脂健脑。适用于高脂血症患者。

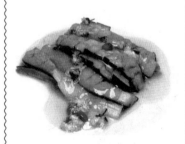

菊花蒸茄子

【原料】紫茄子 500 克，鲜白菊花 2 朵。蒜泥、食盐、香油各适量。

【制作】菊花摘瓣冲洗干净。茄子去蒂，洗净，顺长切成 4 等份长条放入碗中，撒上菊花瓣，上蒸锅隔水蒸熟。将蒜泥、食盐、香油加入蒸熟的茄子中，用筷子拌匀。

【用法】佐餐食用。

【功效】清热凉血，降压，活血止痛。适用于高脂血症、高血压、冠心病等患者。

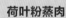
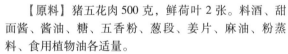

荷叶粉蒸肉

【原料】猪五花肉 500 克，鲜荷叶 2 张。料酒、甜面酱、酱油、糖、五香粉、葱段、姜片、麻油、粉蒸料、食用植物油各适量。

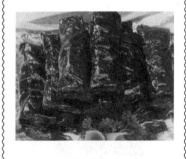

【制作】猪肉切成大片，放在碗中加甜面酱、酱油、料酒、糖、葱段、姜片、五香粉、食用植物油拌匀，腌渍 30 分钟。将肉中的葱段、姜片拣出，拌上粉蒸料，皮朝下置碗中，葱段、姜片放在上面，上笼蒸约 3 小时至肉酥烂，去葱段、姜片。鲜荷叶用水洗净，用开水烫一下，冷水过凉后，划成长方块 10 张，平摊案板上，将肉逐一放上，滴上麻油，包成 10 包装盘，上笼武火蒸 5 分钟至透出荷叶香。

【用法】佐餐食用。

【功效】健脾养胃，升清降浊。适用于冠心病及高脂血症的中老年患者。

金针菇炒腰花

【原料】猪腰 2 只，金针菇 200 克，笋片 50 克，蛋清 1 个。葱花、姜米、蒜、食盐、糖、料酒、水淀粉、鲜汤、食用植物油各适量。

【制作】猪腰对切，去掉外膜及腰臊，剞上花刀，再改块，放入碗中加鸡蛋清和少许淀粉拌匀待用。金针菇去根，切成段待用。炒锅上火放入油至七成热时，投入葱、姜、蒜炝锅，再放入浆好的猪腰爆炒，待猪腰变色熟透先盛出。净锅上火倒入油烧热，下金针菇、笋片武火速炒，再加食盐、糖和少许鲜汤烧沸，勾芡后随即倒入腰花推匀，起锅装盘。

【用法】佐餐食用。

【功效】滋补强身，壮阳填精。适用于高脂血症、气血不足、肢体发麻等患者。

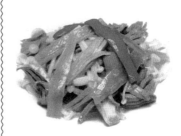

家常豆腐

【原料】豆腐 400 克，香菇 50 克，黑木耳 40 克，笋片 30 克，青椒片 20 克，菜心 30 克。姜、葱、食盐、红油、糖、湿淀粉、鲜汤、食用植物油各适量。

【制作】豆腐切成三角块，放入油锅中炸至起壳捞出。笋片、青椒片分别洗净。香菇去蒂，批片。锅上火，放油烧热，放入姜片、葱段炸香，捞出，放入香菇、木耳、豆腐、鲜汤、糖、食盐，再放入青椒片、菜心烧至入味，湿淀粉勾芡，淋入红油。

【用法】佐餐食用。

【功效】益气和中，生津润燥，清热解毒。适用于高脂血症患者。

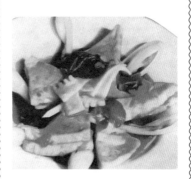

豆豉蒸茄子

【原料】豆豉 20 克，茄子 3 个，蒜泥、食盐、醋、香油各适量。

【制作】将茄子去皮洗净，对切开，码放在盘子中，豆豉及食盐撒在茄子表面，之后放入锅中蒸至茄子熟，取出加入蒜泥、醋及香油，充分调和。

【用法】每日 1~2 次，佐餐随量食用。

【功效】降低血脂。适用于高脂血症患者。

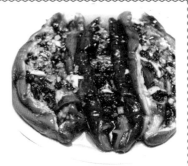

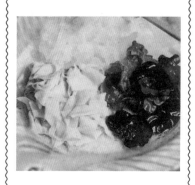

双耳炒百叶

【原料】百叶 250 克，黑木耳（水发）40 克，银耳（水发）50 克。豆腐乳、食盐、湿淀粉、鲜汤、食用植物油各适量。

【制作】黑木耳、银耳分别去除杂质，洗净，撕成小片。百叶洗净，切成菱形片待用。锅上火，放油烧热，倒入黑木耳、银耳、百叶煸炒，加入鲜汤、豆腐乳、食盐，烧至入味，用湿淀粉勾芡，淋油，起锅装盘。

【用法】佐餐食用。

【功效】滋补气血。适用于高脂血症、高血压、血管硬化患者。

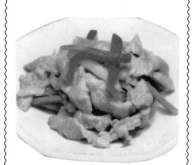

芦笋炒肉片

【原料】芦笋 150 克，猪瘦肉 100 克，青椒 50 克。姜汁、食盐、糖、料酒、淀粉、鲜汤、食用植物油各适量。

【制作】猪瘦肉切成柳叶片，加入糖、食盐、姜汁、料酒拌匀腌渍片刻，再加入少许淀粉拌和上浆。芦笋冲洗干净，切成段，入沸水中焯烫一下，捞出沥水待用。青椒洗净，切成菱形片。锅上火倒入油至五成热，投入肉片滑油至熟，倒入漏勺沥油。锅中留少许底油，投入芦笋、青椒煸炒，溜入少许鲜汤，加入食盐调味，倒入肉片翻炒均匀，用水淀粉勾芡，起锅装盘。

【用法】佐餐食用。

【功效】抗结核，祛脂，降压。适用于高脂血症、高血压、结核病、肿瘤等患者。

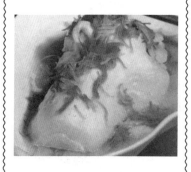

干贝扒白菜

【原料】干贝丝（发制）50 克，大白菜心 300 克。食盐、胡椒粉、湿淀粉、鲜汤、食用植物油各适量。

【制作】大白菜心洗净，中间顺长剖开，放入清水中焯一下。锅上火，放油烧热，放干贝丝煸炒，放入鲜汤、食盐、胡椒粉、白菜心，烧至入味，用湿淀粉勾芡，淋油，起锅装盘。

【用法】佐餐食用。

【功效】解渴利尿，通利肠胃。适用于高脂血症患者。

海带炖豆腐

【原料】豆腐 200 克，海带（水发）200 克。食盐、姜末、葱花、胡椒粉、鲜汤、食用植物油各适量。

【制作】豆腐切成大块，放入沸水锅中焯水，捞出晾凉。海带洗净，切成菱形片焯水待用。锅上火，放油烧热，放入姜末、葱花煸香，倒入鲜汤，下豆腐、海带，武火烧沸，加食盐，改文火炖制，炖至海带、豆腐入味，加入胡椒粉，出锅装盘。

【用法】佐餐食用。

【功效】利尿消肿。适用于高脂血症患者。

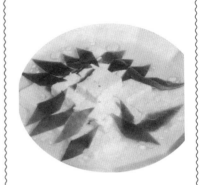

香菇炒草菇

【原料】新鲜草菇 150 克，香菇 60 克，黑木耳 25 克。食用植物油、素汤、酱油、香油、糖、食盐各适量。

【制作】将新鲜草菇去蒂、洗净，再将香菇、黑木耳分别放入温水中浸泡，去蒂，洗净，沥干水分。置炒锅于武火上，加食用植物油烧至六成热时，放入备好的香菇、草菇煸香，再放入黑木耳炒匀，再加入酱油、食盐、糖、素汤烧入味，淋上香油，出锅装盆。

【用法】佐餐食用。

【功效】降低胆固醇，预防心脑血管疾病。适用于高脂血症患者。

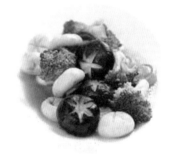

清炒水芹菜

【原料】水芹菜 300 克。食盐、糖、食用植物油各适量。

【制作】芹菜去根和老叶，洗净，切成约 4 厘米长的段。锅上火倒入油至八成热，下水芹菜，加入食盐、糖快速翻炒至断生，起锅。

【用法】佐餐食用。

【功效】清热平肝，祛风利湿，醒脑健神，润肺止咳，降压祛脂、调经。适用于高脂血症、高血压、神经衰弱、缺铁性贫血、月经不调、肝火偏旺者。

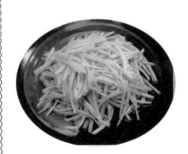

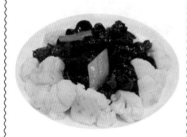

菜花烧黑木耳

【原料】菜花 300 克，黑木耳 50 克，香菇 50 克，玉兰片 50 克，豆腐干 50 克。食用植物油、糖、葱花、湿淀粉、麻油、料酒、食盐、鲜汤各适量。

【制作】将菜花洗净，掰成小朵。玉兰片洗净，切成菱形片。黑木耳洗净，去根蒂，撕成瓣。香菇去蒂，洗净，切成薄片。豆腐干切成薄片。锅置火上，放入油烧至七成热，下入葱花炝锅，出香味后把菜花、玉兰片、黑木耳、香菇倒入，武火煸炒至熟，放豆腐干、料酒、食盐、糖、鲜汤，烧开后改用中火烧熟，用湿淀粉勾芡，淋入麻油，出锅。

【用法】佐餐食用。

【功效】调脂强身，润肤养颜。适用于高脂血症患者。

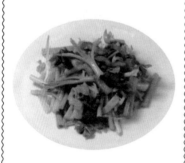

辣椒炒芹菜

【原料】芹菜 250 克，红椒 100 克。食盐、糖、食用植物油各适量。

【制作】芹菜择洗干净，切成约 3 厘米长的段。红椒洗净去蒂，切成丝。锅上火倒入油至八成热，投入芹菜、红椒丝、糖、食盐，武火快速翻炒至断生，起锅。

【用法】佐餐食用。

【功效】降糖，降压，利尿，祛脂。适用于糖尿病、高血压、高脂血症患者。

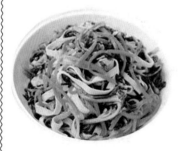

荠菜拌二丝

【原料】荠菜 250 克，胡萝卜丝 60 克，豆腐皮丝 30 克。食盐、醋、香油各适量。

【制作】将荠菜淘洗干净，入沸水中焯一下，捞出沥干，切碎后放入盘中。胡萝卜丝、豆腐皮丝分别入沸水中焯透，捞出沥干水分，切碎后放入盛有荠菜的盘中充分拌匀，再加入食盐、醋、香油充分调和。

【用法】每日 1~2 次，佐餐随量食用。

【功效】清热解毒，降脂，降压。适用于湿热内蕴型高脂血症患者。

莴苣木耳炒肉片

【原料】莴苣 500 克，水发黑木耳 25 克，瘦肉片 120 克。食盐、料酒、湿淀粉、鲜汤、食用植物油、葱花、生姜末各适量。

【制作】先将莴苣去皮，洗净，顺长部切成两半，再切成象眼片，用沸水烫一下，过凉水，控干水分。再将黑木耳泡发，择洗干净，撕成小片。将肉片放入盆内，加入湿淀粉、食盐、上浆，放入热锅内，用温油滑开，捞出待用。再将适量食用植物油放入炒锅内，加入适量生姜末、葱花炝锅，投入莴苣片、肉片、黑木耳，翻炒几下，加入鲜汤、食盐、料酒，待烧沸时，用湿淀粉勾芡。

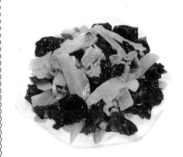

【用法】佐餐食用，量随意。

【功效】清热通脉，降脂养颜。适用于高脂血症、冠心病、动脉硬化症患者。

口蘑烧冬瓜

【原料】冬瓜 400 克，水发口蘑 100 克。姜末、食盐、料酒、鲜汤、食用植物油各适量。

【制作】冬瓜洗净，去皮及瓤，切成小块。水发口蘑冲洗干净，改刀后待用。锅上火倒入油烧热，投入姜末炸香，下口蘑略煸炒，烹入料酒，添加适量鲜汤烧沸，放入冬瓜，加入食盐，烧至冬瓜熟透，起锅装盘。

【用法】佐餐食用。

【功效】利水清痰，清热解毒，减肥。适用于高脂血症、高血压、肥胖症患者。

炒豆腐皮

【原料】豆腐皮 1 张，青、红椒丝 15 克。食盐、姜丝、葱丝、食用植物油各适量。

【制作】豆腐皮用水泡发，沥去水分，切丝备用。锅上火，放油烧热，放姜丝、葱丝煸香，投入豆腐皮丝、青、红椒丝炒制，加入调料，调好味道，起锅装盘点缀。

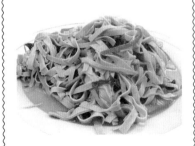

【用法】佐餐食用。

【功效】清热润肺，止咳消痰。适用于高脂血症患者。

青蒜炒鳝鱼片

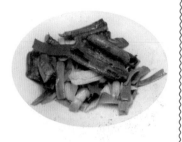

【原料】鳝鱼 500 克，青蒜 250 克。生姜末、食盐、豆粉、糖、食用植物油、料酒、水淀粉各适量。

【制作】先将鳝鱼宰杀，去除内脏，用少许食盐腌去黏液，并且投入沸水中焯去鱼腥，切片放入碗内，加食盐、豆粉、糖、生姜拌匀上浆。将青蒜去根洗净，切段。起油锅，投入大蒜片煸炒至八成熟时盛起。再起油锅，投入生姜末爆香，放入鳝鱼片，烹入料酒，煸炒片刻，倒入青蒜炒匀，调味，用水淀粉勾芡。

【用法】佐餐食用。

【功效】健脾和胃，降脂减肥。适用于高脂血症合并肥胖症患者。

凉拌豆腐皮

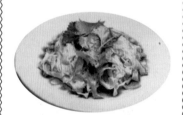

【原料】豆腐皮 250 克，香菜、蒜泥、食盐、糖、酱油、醋、香油各适量。

【制作】豆腐皮洗净，放入冷水中泡软，改刀成宽条，再入沸水中焯烫一下，捞出沥干后，放入大碗中。取一只小碗，将蒜泥、酱油、食盐、醋、香油、糖放入，调成卤汁，浇在豆腐皮上，拌匀后，装盘。

【用法】佐餐食用。

【功效】清肺热，止咳，消痰，养胃，降血脂。适用于高脂血症、肥胖症及血管硬化患者。

糟豆腐

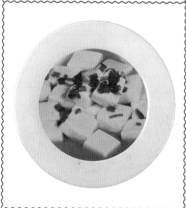

【原料】豆腐 200 克。香糟汁、食盐、酱油、糖、姜末、葱花、湿淀粉、食用植物油各适量。

【制作】豆腐切成小块，放入沸水中焯透，捞入凉水中。锅上火，放油烧热，下葱花、姜末煸香，烹入香糟汁，加食盐、豆腐、酱油、糖，烧开后移至文火煮，待汤浓、豆腐上色后，用湿淀粉勾芡，淋油，装盘。

【用法】佐餐食用。

【功效】泻火解毒，生津润燥。适用于高脂血症患者。

凉拌苦瓜

【原料】新鲜苦瓜 250 克。葱花、生姜末、食盐、酱油、香油各适量。

【制作】将新鲜苦瓜洗净，去瓤，用沸水浸泡 3 分钟，切成细丝，拌入葱花、生姜末、食盐、酱油、香油，调和均匀。

【用法】佐餐食用。

【功效】清肝泻火，降脂，降压。适用于高脂血症合并高血压病、肥胖症患者。

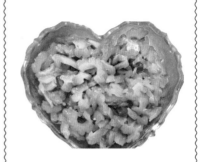

油豆腐扒菜心

【原料】油豆腐 100 克，菜心 12 棵。百叶、食盐、酱油、糖、生姜片、湿淀粉、鲜汤、食用植物油各适量。

【制作】菜心洗净，修成宝剑形。油豆腐用百叶绕上，放沸水焯一下。锅放油烧热至七成热时，倒入菜心焐油，八成熟时，捞出沥油。锅复上火，留底油，下生姜片煸香，下油豆腐、酱油、糖、鲜汤、食盐烧制，放入菜心翻炒，湿淀粉勾芡，淋油，装盘。

【用法】佐餐食用。

【功效】生津润燥，清热解毒，散血消肿。适用于高脂血症患者。

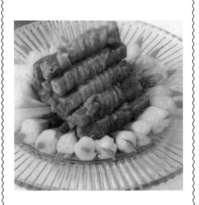

山药炖乌鸡

【原料】母乌鸡 1 只（约 1200 克），山药 300 克，白果仁、莲子仁、薏苡仁、白扁豆各 15 克，胡椒 3 克。葱结、姜片、花椒、食盐、料酒各适量。

【制作】乌鸡（处理好的）洗净，剁块。山药切成片。白果仁等各味食物用清水略泡后装入纱布袋。乌鸡块放入砂锅中，添适量清水，加葱结、姜片、花椒武火烧开，撇去浮沫，加入少许料酒、包有白果等的纱布袋，转文火炖至鸡肉熟烂脱骨，放入山药，加少许食盐，继续炖约 10 分钟，出锅装汤碗。

【用法】佐餐食用。

【功效】益气补气，补益肝肾。适用于体质虚弱、高血压、高脂血症等患者。

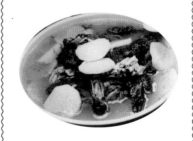

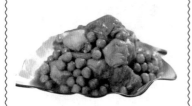

青豆烧兔肉

【原料】兔肉 200 克，青豆 150 克。葱花、姜末、食盐、食用植物油各适量。

【制作】兔肉洗净，切成大块，青豆洗净。将切好的兔肉块入沸水中余去血水。锅入油烧热，放入葱花、姜末爆香，再放入兔肉块、青豆炒熟后，加食盐调味。

【用法】佐餐食用。

【功效】健脑益智，强健身体。适用于高脂血症合并肝硬化腹腔积液患者。

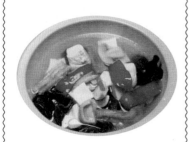

辣椒蘑菇烧豆腐

【原料】豆腐 2 块，辣椒 100 克，蘑菇 150 克，黑木耳（水发）50 克。姜米、食盐、料酒、水淀粉、鲜汤、香油、食用植物油各适量。

【制作】豆腐切成小方块，入沸水锅中焯一下，捞出。蘑菇冲洗干净，切成块。辣椒冲洗干净，切成块。锅上火倒入油烧热，投入辣椒块武火速炒至断生即盛出。锅继续上火倒入油烧热，放入姜米煸香，下蘑菇、黑木耳略炒，再烹入料酒，添加适量鲜汤、食盐烧沸，放入豆腐、辣椒，烧开后，淋上水淀粉，出锅装碗淋上香油。

【用法】佐餐食用。

【功效】益气健脾，温中和胃。适用于高脂血症、糖尿病、高血压患者。

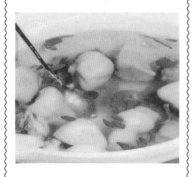

淡菜煨白鹅

【原料】白鹅肉 400 克，淡菜 100 克，枸杞 10 克。食盐、料酒、生姜、葱段各适量。

【制作】淡菜用清水浸泡、洗净。白鹅肉剁成块，放入沸水中焯水待用。枸杞用清水浸泡。砂锅中放入鹅块、生姜、葱段、淡菜、清水，武火烧沸，撇去浮沫，放入料酒，改文火煨制 40 分钟左右，放入枸杞、食盐，烧沸，离火拣去生姜、葱段，上桌。

【用法】佐餐食用。

【功效】补肾滋阴。适用于高脂血症、高血压、动脉硬化、更年期综合征、肺结核、糖尿病患者。

大蒜泥凉拌黄瓜块

【原料】大蒜 60 克，黄瓜 450 克。红柿子椒、食盐、糖、香油、酱油各适量。

【制作】将黄瓜洗净，投入沸水中略焯，捞出，切去两端，顺长剖开，去掉瓜瓤，切成块。将红柿子椒洗净，切成小丁备用。再将黄瓜丁放入碗中，撒上食盐，腌渍 10 分钟。再将大蒜捣成蒜蓉，用酱油调稀后，倒入小碗中，再加食盐、糖、香油调匀，倒在黄瓜块上，用筷子搅拌均匀，装盘。

【用法】佐餐食用。

【功效】祛脂减肥，防治冠心病。适用于高脂血症合并冠心病患者。

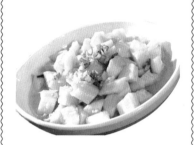

芦笋炒鸡蛋

【原料】芦笋 150 克，鸡蛋 2 只。食盐、糖、料酒、食用植物油各适量。

【制作】芦笋切成丝。鸡蛋磕入碗中，加入食盐、料酒搅匀。锅上火倒入油烧热，倒入鸡蛋液炒熟，待用。锅上火倒入油至八成热时，投入芦笋丝，同时放入食盐、糖，速炒片刻后，放入炒好的鸡蛋炒匀，装盘。

【用法】佐餐食用。

【功效】降压，降脂，补虚。适用于高脂血症、高血压、冠心病、脂肪肝患者。

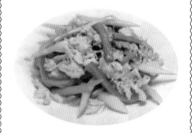

黄豆煲瘦肉

【原料】猪瘦肉块 200 克，水发黄豆 50 克，水发黑木耳 20 克，黄精、枸杞子各 15 克。食盐、料酒、生姜、葱、鲜汤各适量。

【制作】猪肉块洗净，放入沸水中焯水洗净。砂锅中加入鸡肉块、鲜汤，上火烧沸，撇去浮沫，加入生姜、葱、水发黄豆、黑木耳、黄精、枸杞子，用文火煮至黄豆酥烂，用食盐、料酒、鲜汤调好口味。

【用法】佐餐食用。

【功效】滋肝补肾，益气健脾，去脂降压。适用于肝肾阴虚型高脂血症患者。

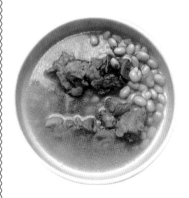

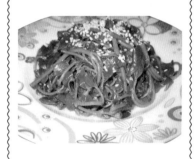

蒜泥马齿苋

【原料】鲜马齿苋100克，大蒜15克。食盐、香油各适量。

【制作】将鲜马齿苋去根洗净，投入沸水中氽一下，捞出沥干，切成小段。将大蒜剥皮，洗净后捣成蒜泥。之后将切好的马齿苋放入碗中，加入蒜泥拌匀，用食盐、香油调味。

【用法】每日1～2次，佐餐食用。注意即拌即食，不宜久放。

【功效】清热解毒，理气健胃，利湿降脂。适用于痰浊阻滞型、脾虚湿盛型高脂血症患者。

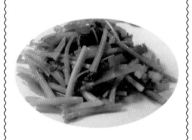

凉拌芹菜

【原料】嫩芹菜250克。食盐、酱油、醋、香油各适量。

【制作】芹菜择洗干净，入沸水锅中焯一下，立即用冷开水激凉，挤去水分，切成长约4厘米的段，放入大碗中。取小碗一只，放入酱油、醋、食盐、香油调匀，兑成卤汁浇在芹菜上拌匀，待芹菜入味后装盘。

【用法】佐餐食用。

【功效】润肺化痰，降脂，降压，降尿酸。适用于高脂血症、痛风、高血压、脂肪肝患者。

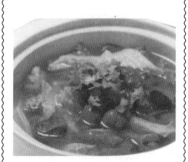

腐竹菜花烩肉柳

【原料】菜花200克，水发腐竹段150克，猪瘦肉片60克，水发香菇25克，黑木耳30克。葱花、姜丝、食盐、料酒、湿淀粉、麻油、食用植物油、鲜汤各适量。

【制作】瘦肉片洗净，沥水，加入食盐、料酒、湿淀粉拌匀上浆。菜花洗净，切成块状，入沸水锅焯水。锅上火，放入油烧热，投入生姜、葱炸香，倒入猪肉片炒散，下鲜汤烧沸，加入腐竹、香菇、黑木耳、菜花调味料稍煮，用湿淀粉勾芡，淋麻油，起锅装盘，点缀。

【用法】佐餐食用。

【功效】清热润肺，止咳消痰。适用于高脂血症患者。

大葱烧海参

【原料】水发海参 400 克，葱段 60 克。香菜叶、姜丝、蒜片、食盐、料酒、酱油、水淀粉、鲜汤、食用植物油各适量。

【制作】海参切条，放入沸水焯一下，捞出待用。锅上火倒入油烧热，下葱段煸至呈金黄色时取出，加鲜汤，放海参、姜丝、蒜片、料酒、酱油、食盐烧开，转文火煮约 10 分钟，再放入煸过的葱段，中火收汁，勾芡。

【用法】佐餐食用。

【功效】平肝降压，镇静安神。适用于高脂血症患者。

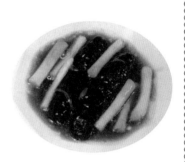

西芹黄花菜炒肉丝

【原料】猪瘦肉 150 克，水发黄花菜 150 克，西芹 100 克。生抽 4 毫升、姜丝、葱段、食盐、料酒、水淀粉、食用植物油各适量。

【制作】西芹切丝，黄花菜去蒂。猪肉切丝，用生抽、食盐、淀粉拌匀。热油倒入肉丝炒散，盛出。锅留底油，爆香葱段、姜丝，倒入西芹、黄花菜炒至熟软，加肉丝、调味料炒匀，勾芡。

【用法】佐餐食用。

【功效】清热利尿。适用于高脂血症、肥胖症、高血压患者。

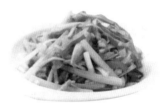

黄瓜熘肉条

【原料】猪里脊肉 200 克，黄瓜 200 克。生姜、葱、食盐、料酒、番茄酱、糖、醋、干淀粉、湿淀粉、食用植物油各适量。

【制作】猪肉切条，用生姜、葱、料酒、食盐腌渍。黄瓜切条，用食盐稍腌待用。锅上火，放油烧热至 150℃时，将腌渍好的肉条拍干淀粉，下油锅炸至外脆内熟时，捞出沥油。锅复上火，留少许油，倒入番茄酱煸炒出色，下糖、醋、食盐、清水烧沸，倒入黄瓜条，湿淀粉勾芡，下炸肉条颠翻。

【用法】佐餐食用。

【功效】延年益寿。适用于高脂血症患者。

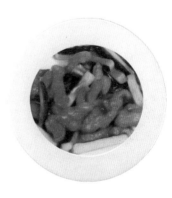

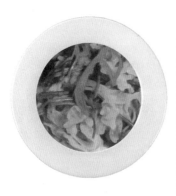

碧绿海蜇

【原料】菠菜300克，海蜇100克，红椒丝5克。蒜泥、葱花、姜末、醋、糖、食盐、麻油、胡椒粉各适量。

【制作】海蜇浸泡切成丝，入沸水中略余，捞出沥水。菠菜切成段、红椒丝分别放入沸水焯一下，用冰水浸透捞出，挤干水分待用。将海蜇丝、菠菜段放入碗中，加入蒜泥、葱花、姜末及调味料拌匀，装盘，上放红椒丝，淋上麻油。

【用法】佐餐食用。

【功效】清热利水，去脂降压。适用于高脂血症患者。

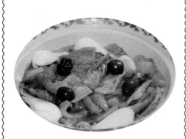

黄精烧海参

【原料】水发海参400克，黄精15克，火腿片25克，红枣6颗。青菜心、姜丝、蒜片、食盐、料酒、酱油、水淀粉、鸡汤、食用植物油各适量。

【制作】海参顺长切成片，入沸水焯一下。黄精冲洗后切成片。红枣洗净去核。菜心洗净，焯水待用。锅上火倒入油烧热，下姜、蒜煸香，添加适量鸡汤，放入海参、火腿片、黄精、红枣、料酒、酱油、食盐烧制，文火烧至海参酥软时，再下菜心，勾芡后起锅装盘。

【用法】佐餐食用。

【功效】润肺养阴，补脾益气。适用于高血压、高脂血症及冠心病、糖尿病患者。

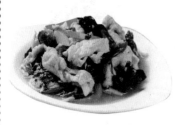

茼蒿黑木耳炒肉

【原料】茼蒿100克，瘦肉90克，彩椒50克，水发木耳50克。姜片、葱段、食盐、料酒、生抽、水淀粉、食用植物油各适量。

【制作】木耳切小块，彩椒切粗丝，茼蒿切段，瘦肉切片用食盐、淀粉抓匀。热油爆香葱、姜，倒入肉片、料酒炒变色，倒入茼蒿段、木耳块、彩椒丝翻炒，加调味料炒至熟，淋水淀粉勾芡。

【用法】佐餐食用。

【功效】益气强身，滋肾养胃。适用于高脂血症患者。

泥鳅烧豆腐

【原料】老豆腐2块，泥鳅6条。葱段、姜片、剁椒、食盐、糖、料酒、酱油、水淀粉、食用植物油各适量。

【制作】泥鳅处理干净。豆腐切成方焯水。锅上火倒入油烧热，投入葱段、姜片煸香，放入泥鳅煸透，烹入料酒、酱油，加入适量开水、食盐、糖、剁椒武火烧开，转文火烧至泥鳅七成熟时，放入豆腐烧透，武火收汁，勾芡。

【用法】佐餐食用。

【功效】补益脾肾，利水解毒。适用于肥胖症及各类型的高脂血症患者。

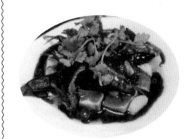

番薯煲老鸽

【原料】老鸽2只，番薯300克。食盐、料酒、生姜、葱段各适量。

【制作】老鸽放入沸水中焯水，洗净。番薯切成菱形。砂锅放入鸽子、生姜、葱段、清水，武火烧沸，撇去浮沫，加料酒，改文火炖至七成熟时，放番薯块继续炖制，待鸽子酥烂时，用食盐调好口味，撒上葱段上桌。

【用法】佐餐食用。

【功效】滋补强身，健脾益胃。适用于高脂血症患者。

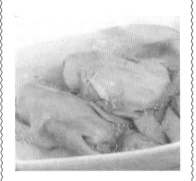

平菇肉片

【原料】鲜平菇250克，猪里脊肉150克，蛋清1个。青、红椒、葱、姜汁、食盐、糖、料酒、鲜汤、水淀粉、食用植物油各适量。

【制作】平菇手撕成片。猪里脊肉切成片，用刀背略捶后，放入大碗中加葱、姜汁和食盐、料酒、糖拌匀，再以蛋清、水淀粉拌匀上浆。青、红椒切成菱形片。锅上火入油至六成热，下肉片滑油至熟，漏勺沥油。锅留底油，下平菇、青、红椒片煸炒断生，加入食盐、糖、鲜汤，水淀粉勾薄芡，倒入肉片炒匀。

【用法】佐餐食用。

【功效】益气补血，降脂。适用于高脂血症、肝炎、慢性胃炎、软骨病、高血压等患者。

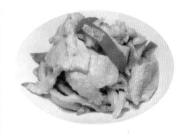

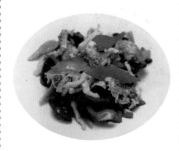

枸菊肉丝

【原料】猪里脊肉 200 克，白菊花 2 朵，枸杞 10 克。葱、姜汁、食盐、料酒、糖、水淀粉、鲜汤、食用植物油各适量。

【制作】菊花摘瓣放淡食盐水中浸泡 15 分钟，捞出沥水。猪肉切丝，加少许葱、姜汁、食盐等调味料，水淀粉拌匀。锅上火倒入油烧热，放肉丝滑散、滑透，捞出沥油。锅中留少许底油，倒菊花、枸杞速炒，随即溜入少许鲜汤烧沸，加入食盐调味，勾芡后，倒入肉丝炒匀，出锅装盘。

【用法】佐餐食用。

【功效】滋阴补肾，养血润燥，平肝明目，降脂，降压。适用于高脂血症、脂肪肝等患者。

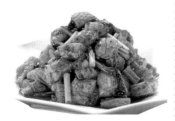

椒麻鸡块

【原料】光鸡 1 只（约重 1000 克），干辣椒 15 克。食盐、料酒、糖、酱油、醋、花椒、麻油、生姜、葱花、食用植物油各适量。

【制作】光鸡洗净，放入锅中，煮至五成熟时，捞出晾透，剁成方块，皮朝下摆碗内待用。锅上火，放油烧热，下花椒、干辣椒、葱花煸香，连油同倒入鸡块碗内。再放入酱油、醋、食盐，撒上生姜、葱花，上笼武火蒸 30 分钟，待鸡熟透后，倒扣入大盘点缀。

【用法】佐餐食用。

【功效】温中益气，补虚填精，健脾胃，活血脉，强筋骨。适用于高脂血症患者。

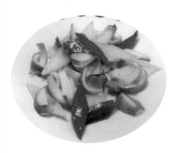

洋葱炒山药

【原料】洋葱 100 克，山药 250 克，青、红辣椒、食盐、鲜汤、香油、食用植物油各适量。

【制作】山药去皮，洗净，切成薄片。洋葱去表皮切片。青、红辣椒切菱形。锅上火倒入油烧热，下洋葱、山药、青、红辣椒武火速炒，溜入少许鲜汤，加入食盐炒入味，淋入香油，起锅装盘。

【用法】佐餐食用。

【功效】健脾和胃，固肾益精。适用于糖尿病、高脂血症、高血压、冠心病、动脉硬化、慢性胃炎、慢性支气管炎等患者。

芹菜炖鸭肉

【原料】鸭肉块 250 克，芹菜段 150 克，槐花 10 克，荷叶 1 张。生姜、葱段、食盐、料酒各适量。

【制作】槐花、荷叶分别洗净，放入锅中，加水煎汁。鸭块放入沸水焯一下。芹菜段洗净待用。取砂锅 1 只，放入鸭块、槐花荷叶汁、生姜、葱，上火烧沸，撇去浮沫，加入料酒、食盐，改文火炖至熟时加入芹菜段继续炖片刻，离火上桌。

【用法】佐餐食用。

【功效】滋阴清热，平肝补虚，利尿消肿，去脂降压。适用于高脂血症患者。

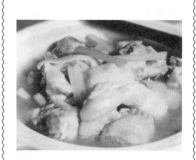

炝萝卜丝

【原料】胡萝卜 250 克，青椒 1 个。姜米、食盐、料酒、醋、鸡汤、香油各适量。

【制作】胡萝卜洗净，切成 5~6 厘米长的丝，加入少许食盐拌匀装盘。青椒洗净、切成细丝，用开水烫一下，沥水后放在胡萝卜丝上。取小碗，添加鸡汤少许，加入食盐、醋、料酒、香油调匀，浇于胡萝卜丝上，再撒上姜米。

【用法】佐餐食用。

【功效】润燥明目，健脾化湿。适用于高脂血症、高血压、糖尿病等患者。

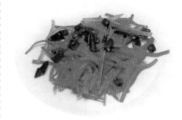

炒鲜芦笋

【原料】鲜芦笋 500 克。食盐、食用植物油、香油、蒜蓉、水淀粉各适量。

【制作】鲜芦笋洗净，切成 3 厘米长的段。芦笋下入沸水中余透，捞出投凉，沥净水分备用。炒锅置火上，加入适量食用植物油，武火烧至九成热，下入蒜蓉炝锅，添适量水，加食盐翻炒，再下入芦笋，翻炒均匀，水淀粉勾薄芡，淋香油，出锅装盘。

【用法】佐餐食用。

【功效】清热解毒，生津利水。适用于高脂血症患者。

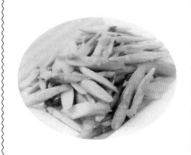

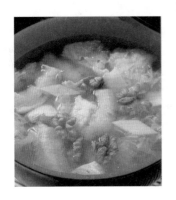

核桃银耳炖海参

【原料】核桃 20 克，银耳 50 克，海参 60 克，猪瘦肉 50 克。生姜、葱、食盐各适量。

【制作】海参发好清洗干净，切块。猪瘦肉洗净切块。核桃、银耳洗净浸透，生姜洗净切片，葱洗净切段。锅内加水煮沸，放入姜片、葱段、食盐、海参块滚煨片刻，捞起待用。取炖盅一个，将核桃、银耳、海参块、猪瘦肉块放入盅内，加入清水，用中火炖约 2 小时，调入食盐。

【用法】佐餐食用。

【功效】滋阴补肾，壮阳益精，养心润燥。适用于高脂血症患者。

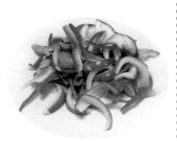

洋葱炒辣椒

【原料】洋葱 150 克，嫩辣椒 100 克。食盐、鲜汤、香油、食用植物油各适量。

【制作】洋葱去表皮，冲洗干净，切成片弄散。辣椒洗净，去籽，切成菱形片或丝。锅上火倒入油烧热，下洋葱、辣椒武火速炒，溜入少许鲜汤，加入食盐炒入味，淋入香油，起锅装盘。

【用法】佐餐食用。

【功效】降糖降脂，温中散寒，健脾开胃，镇静抗炎。适用于消化不良、高脂血症、动脉硬化患者。

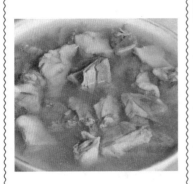

红花枸杞鸡

【原料】童子鸡 1 只（约 1000 克），红花 5 克，大蒜、橘皮各 5 克，枸杞子 15 克。食盐、料酒、生姜、葱段各适量。

【制作】童子鸡宰杀、洗净，剁成块。大蒜头去皮洗净。枸杞子、橘皮、红花分别洗净。将鸡块放入蒸盅中，放入生姜、葱段、枸杞子、橘皮、红花，加入料酒、食盐和适量清水，用保鲜膜封好，放蒸笼中蒸熟取出。

【用法】佐餐食用。

【功效】活血通经，散瘀止痛。适用于高脂血症患者。

汽锅排骨鸽

【原料】鸽子 1 只，猪排骨 250 克，香菇（水发）10 个，枸杞 5 克。葱段、姜片、料酒、食盐各适量。

【制作】鸽子处理干净，剁块。排骨剁块，放入沸水锅焯水，捞出洗净。香菇洗净，去蒂，批片。汽锅洗净，放入鸽子、排骨、香菇、枸杞、生姜、葱，加料酒、食盐、清水，上笼蒸 1~2 小时取出，拣去生姜、葱上桌。

【用法】佐餐食用。

【功效】解诸药毒，调精益气。适用于高脂血症患者。

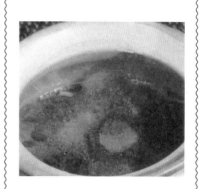

茄子塞肉

【原料】长茄子 400 克，猪瘦肉适量，香菇末 50 克，鸡蛋 1 只。葱、姜、蒜、食盐、糖、料酒、酱油、素鲜汤、水淀粉、食用植物油各适量。

【制作】茄子去蒂切成约 5 厘米长的段，掏空中心。猪瘦肉剁肉末，加香菇、鸡蛋、葱姜末、料酒、食盐、水淀粉搅拌上劲，塞入茄子中。茄子放入蒸锅蒸至断生。锅上火倒入油烧热，下茄子略煸炒，加入酱油、糖、素鲜汤和少许食盐，待茄子烧至熟烂，加入蒜泥。

【用法】佐餐食用。

【功效】降脂，健胃。适用于高脂血症、动脉硬化、慢性胃炎等患者。

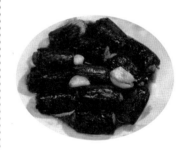

银丝菠菜

【原料】细粉丝 100 克，菠菜 500 克。食用植物油、水淀粉、食盐、糖、姜各适量。

【制作】细粉丝洗净，沥干水分。菠菜洗净，切成段。姜洗净，切成末。炒锅置火上，加入适量食用植物油烧至八成热，下入细粉丝炸至酥香，捞出装盘。炒锅内留底油，下入姜末炝锅，倒入菠菜段用武火煸炒，加食盐、糖调味炒匀，用水淀粉勾薄芡，盛在细粉丝上。

【用法】佐餐食用。

【功效】通肠导便，防治痔疮。适用于高脂血症患者。

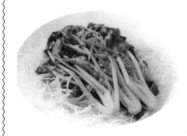

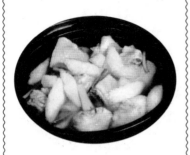

清炖冬瓜鸡

【原料】仔鸡肉 350 克，冬瓜 300 克。生姜、葱、食盐、料酒各适量。

【制作】仔鸡肉洗净，剁块，放入沸水中焯水，洗净。冬瓜去皮、瓤、籽洗净，切块待用。取砂锅 1 只，放入鸡块、生姜、葱、清水，武火烧开，撇去浮沫，烹入料酒，改文火，炖鸡肉八成熟时，投入冬瓜块，继续炖至熟，加入食盐，调好口味，连锅上桌。

【用法】佐餐食用。

【功效】强身健体。适用于高脂血症患者。

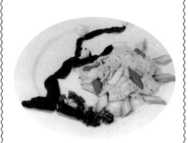

芹菜炒墨鱼

【原料】鲜墨鱼 200 克，芹菜 150 克，红辣椒 1 个。葱花、姜末、蒜片、胡椒粉、食盐、糖、料酒、水淀粉、食用植物油各适量。

【制作】墨鱼撕筋膜，除墨袋，批成薄片，剞上鱼鳃花刀，入沸水焯透。芹菜切成段。红辣椒切成片。锅上火倒油烧热，投葱花、姜末、蒜片煸香，下芹菜、红椒片、食盐、糖、料酒，并溜入少许冷水武火速炒至断生，水淀粉勾芡，倒入墨鱼片翻炒均匀，撒入胡椒粉，起锅装盘。

【用法】佐餐食用。

【功效】清热滋阴，理气祛湿。适用于高脂血症患者。

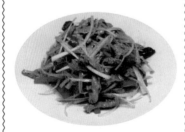

葱爆牛肉丝

【原料】牛里脊肉 350 克，葱 75 克。食盐、糖、酱油、料酒、鲜汤、淀粉、食用植物油各适量。

【制作】牛里脊肉切成丝，加入料酒、食盐、糖调味，加淀粉拌匀上浆。锅上火倒油烧热，下牛肉丝武火速炒至断生盛出。锅继续上火倒入油烧热，投入葱煸出香味，再下牛肉丝略炒，烹入料酒、酱油，加入食盐、糖和少许鲜汤翻炒均匀，出锅装盘。

【用法】佐餐食用。

【功效】健胃补气，驱风寒，降脂。适用于风寒感冒、高脂血症患者。

葡萄干焖鸡块

【原料】鸡肉 750 克，葡萄干 80 克，番茄 100 克，土豆 500 克。青椒、鲜豌豆、芹菜、葱头、大蒜、食盐、料酒、胡椒粉、醋、鸡汤、食用植物油各适量。

【制作】鸡肉切成大块，放碗内加食盐、料酒、胡椒粉腌渍。番茄、土豆、青椒切块。葱头切丁。大蒜切末。芹菜切段待用。锅上火放油烧热，投入蒜、葱煸香，放入鸡块煸至淡黄色，加入番茄、芹菜炒透，倒入鸡汤，武火烧沸，撇去浮沫，改文火焖至七成熟时，加入葡萄干、马铃薯、青椒、豌豆炒匀，继续用文火焖熟后，加入食盐、胡椒粉、醋。

【用法】佐餐食用。

【功效】补虚暖胃，活血调经。适用于高脂血症患者。

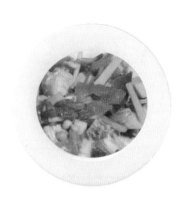

芹菜炒肉丝

【原料】芹菜 300 克，猪肉 100 克。葱、姜汁、食盐、料酒、糖、淀粉、食用植物油各适量。

【制作】芹菜切段，猪肉切丝，加少许葱姜汁、食盐、料酒、水淀粉拌匀。锅上火倒入油烧热，放肉丝滑散、滑透，捞出沥油。锅留底油九成热时，倒芹菜速炒，溜少许冷水略炒，放肉丝，加食盐、糖炒匀。

【用法】佐餐食用。

【功效】补益气血，降脂利尿。适用于高脂血症、高血压、糖尿病等患者。

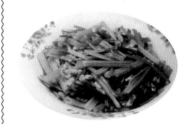

凉拌竹笋

【原料】竹笋 200 克。食盐、姜、蒜、辣椒油、醋、香菜各适量。

【制作】竹笋切丝，姜洗净，切末，蒜切末。锅内放水烧热，放竹笋稍余。捞出竹笋，沥干水，放入碗内，加食盐、姜末、蒜末、辣椒油和醋，拌匀，撒香菜。

【用法】佐餐食用。

【功效】宽胸利膈，通肠排便。适用于高脂血症患者。

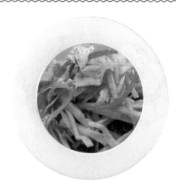

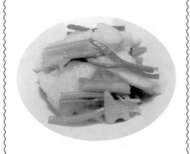

芹菜拌梨片

【原料】鲜嫩芹菜 300 克，大鸭梨 1 个（约 250 克）。食盐、糖、醋、香油各适量。

【制作】芹菜择洗干净，入沸水锅中焯一下，立即用冷开水激凉，挤去水分，切成长约 3 厘米的段。鸭梨冲洗干净，去皮、核，切成片。将芹菜、鸭梨放入大碗中，加入食盐、糖、醋、香油拌匀，装盘。

【用法】佐餐食用。

【功效】平肝降压，降尿酸，降血脂。适用于食欲缺乏、便秘及高脂血症、痛风患者。

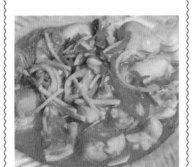

西洋烩鸡

【原料】光仔鸡 1 只（约重 650 克），洋葱丝 15 克，蘑菇片 10 克，青椒丝 10 克，火腿丝 15 克。面粉、食盐、料酒、糖、胡椒粉、鸡清汤、番茄汁、食用植物油各适量。

【制作】仔鸡剁成块，放碗内加食盐、胡椒粉腌渍，放入面粉拌匀。煎锅上火，放油烧至 180℃，将鸡块放入煎至两面金黄熟透捞出。煎锅复上火，留底油烧热，放洋葱丝、青椒丝煸香，放火腿丝、蘑菇片煸炒，加番茄汁、鸡清汤、糖、食盐、胡椒粉，浇在鸡块上。

【用法】佐餐食用。

【功效】温中益气，补精添髓。适用于高脂血症患者。

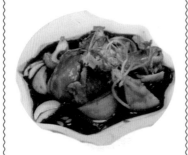

洋葱烧鸡腿

【原料】鸡腿 2 只，洋葱 100 克。料酒、花椒、食盐、番茄酱、鲜汤、食用植物油各适量。

【制作】鸡腿肉洗净，加入料酒、花椒、食盐腌渍入味，上笼蒸至断生，然后下油锅中，用文火炸至外表呈金黄色。洋葱去皮，洗净，切成片待用。锅上火添加适量鲜汤，放入鸡腿、洋葱，加入番茄酱、少许食盐武火烧开，转文火烧至鸡腿肉熟透。

【用法】佐餐食用。

【功效】和胃，降糖，降脂。适用于糖尿病伴高脂血症、伴胃轻瘫等患者。

大蒜烧鲶鱼

【原料】鲶鱼1条（700克），大蒜头60克。食盐、料酒、糖、酱油、醋、胡椒粉、生姜、葱、食用植物油各适量。

【制作】鲶鱼洗净，剁成块，用沸水焯水，洗净黏液。锅上火，放油烧热，放蒜头，文火煸成金黄色，捞出，下生姜、葱煸香，下鲶鱼块，烹料酒，下酱油、糖、醋、食盐、清水，武火烧沸，撇去浮沫，改文火焖烧至汤汁稠浓，倒入蒜头，继续烧至鱼肉入味，起锅装盘，撒上胡椒粉。

【用法】佐餐食用。

【功效】补中益阳。适用于高脂血症患者。

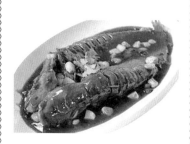

青菜烧豆腐

【原料】小青菜60克，老豆腐200克。姜米、食盐、鸡汤、香油各适量。

【制作】青菜择洗干净。豆腐切小块，放开水锅中，加少许食盐煮沸。将豆腐捞入砂锅中，添适量鸡汤武火烧开，加姜米，转文火将豆腐炖透，放青菜武火烧沸，加食盐，淋香油。

【用法】佐餐食用。

【功效】生津润燥，清热解毒，散血消肿。适用于高脂血症患者。

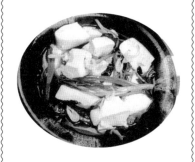

橙汁豆腐

【原料】橙子200克，豆腐450克，猪肉50克。料酒、食盐、姜、葱、淀粉、糖、香菜、食用植物油各适量。

【制作】豆腐切成方形小块，挖去中心，撒入少许淀粉。橙子挤汁，姜切末，葱切末，猪肉切末，香菜切成小段。猪肉末中放姜末、葱末、食盐、料酒拌匀，塞入豆腐中。炒锅中倒入食用植物油烧热，将豆腐口朝上码在锅内，文火煎熟，取出装盘。将橙汁加少量清水倒入油锅中煮沸，加入水淀粉拌匀，加糖搅拌至融化，起锅将汁浇在豆腐上，撒香菜段。

【用法】佐餐食用。

【功效】和中开胃。适用于高脂血症患者。

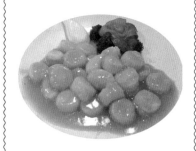

黄精炒鱼丁

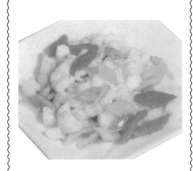

【原料】净鱼肉 250 克，黄精 15 克，青、红椒各 50 克。食盐、料酒、胡椒粉、糖、湿淀粉、食用植物油各适量。

【制作】鱼肉切成小丁，放碗中加食盐、料酒、湿淀粉拌和上浆。青、红椒分别切成菱形片。黄精用清水浸泡。锅上火，放油烧热至 105℃ 时，倒入鱼丁滑油至八成熟，捞出沥油。锅复上火，留底油，下青、红椒片及黄精，下泡黄精水、食盐、糖，湿淀粉勾芡，倒鱼丁翻匀，起锅装盘，撒上胡椒粉。

【用法】佐餐食用。

【功效】降脂降糖，防治血管老化。适用于高脂血症、糖尿病、肥胖症患者。

清汤豆腐

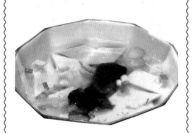

【原料】嫩豆腐 2 块，水发香菇少量。葱花、姜米、食盐、鸡汤、香油各适量。

【制作】豆腐冲洗干净，切成片。香菇洗净，批成片待用。锅上火倒入鸡汤，加入香菇、豆腐、姜米、食盐烧煮片刻，撒上葱花，淋入香油。

【用法】佐餐食用。

【功效】健脾利湿，清肺健肤，清热解毒。适用于高脂血症患者。

红枣黑豆炖鲤鱼

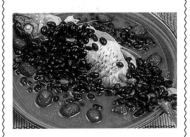

【原料】鲤鱼 400 克，红枣 15 克，黑豆 30 克。姜、葱、食用植物油、食盐、料酒各适量。

【制作】将鲤鱼处理干净。红枣、黑豆分别用温水泡透。姜洗净切成丝，葱洗净捆成把。将鲤鱼用文火煮片刻，倒出待用。取炖盅一个，加入鲤鱼、红枣、黑豆、姜丝、葱，调入食盐、料酒，加入适量清水，加盖，炖约 1.5 小时加入食用植物油食用。

【用法】佐餐食用。

【功效】补中益气，利水通乳。适用于高脂血症患者。

清汤雪耳

【原料】水发银耳 150 克，豆苗少许。食盐、胡椒粉、鸡清汤各适量。

【制作】银耳撕小朵，入沸水焖煨约 20 分钟，捞出沥干水分。豆苗焯水。锅上火添加适量鸡清汤烧开，用食盐调味，撒上胡椒粉，待微滚，倒入盛银耳的汤碗中，放上豆苗。

【用法】佐餐食用。

【功效】滋润肌肤，降脂，降压。适用于高血压、高脂血症患者。

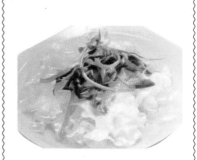

酸菜鱼

【原料】鲜草鱼肉 200 克，泡青菜 150 克，泡辣椒 30 克，泡生姜 20 克。食盐、料酒、姜、葱花、胡椒粉、鲜汤、湿淀粉、食用植物油各适量。

【制作】鲜草鱼肉批片，洗净，放碗中，加料酒、食盐、湿淀粉，拌和上浆。泡青菜洗净，批成大片。泡辣椒斩末。泡生姜切丝待用。锅上火，放油烧热，放入生姜、葱花煸香，下泡青菜、泡生姜、泡辣椒煸炒，加入鲜汤烧沸，撇去浮沫，下鱼片，文火烧至鱼肉熟，起锅装盘，撒上葱花、胡椒粉，浇上热油。

【用法】佐餐食用。

【功效】降血脂，防血栓。适用于高脂血症患者。

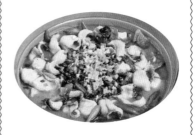

陈皮牛肉炒豆角

【原料】陈皮 10 克，豆角 180 克，红椒条 35 克，牛肉 200 克。食盐 3 克，鸡粉 2 克，料酒 3 毫升，生抽 4 毫升。姜片、蒜末、葱段、水淀粉、食用植物油各适量。

【制作】豆角切段，焯熟沥干。红椒、陈皮、牛肉切丝，放陈皮丝和所有调料腌渍 10 分钟。热油锅炒香葱段、姜片、蒜末、红椒条，倒入牛肉丝、所有食材和所有调味料，炒熟勾芡。

【用法】佐餐食用。

【功效】健脾和胃，补肾止带。适用于高脂血症患者。

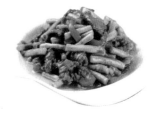

对虾烧墨鱼筒

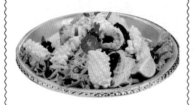

【原料】对虾 200 克（10 只），墨鱼肉 200 克，青椒 50 克。姜、葱、蒜、料酒、食盐、蚝油、糖、胡椒粉、湿淀粉、食用植物油、麻油各适量。

【制作】墨鱼肉洗净，剞十字花刀，改长方块，放沸水中，烫后成卷筒形花刀。对虾剪掉虾枪、须、足，从脊背剖一刀，去掉虾线洗净。青椒洗净，切成菱形块待用。锅上火，放油烧热 170℃ 时，分别倒入虾、墨鱼卷油爆捞出。锅留底油，放入生姜、葱、蒜煸香，放入对虾、墨鱼卷、青椒、料酒、食盐、糖、蚝油，武火烧至入味，湿淀粉勾芡，淋入麻油，撒上胡椒粉，起锅装盘。

【用法】佐餐食用。

【功效】滋阴养血，降脂。适用于高脂血症患者。

平菇鸡蛋

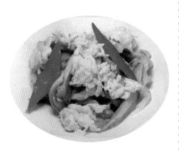

【原料】新鲜平菇 250 克，鸡蛋 2 只。姜米、食盐、糖、料酒、食用植物油各适量。

【制作】平菇撕成条，入沸水中焯烫一下，捞出沥水待用。鸡蛋磕入碗中，加入食盐、料酒搅匀。炒锅上火倒入油烧热，倒入蛋液炒熟成块状（或摊成饼状切成块）盛出。锅继续上火倒入油烧热，投入姜米炸香，放入平菇炒制片刻，加入少许食盐、糖炒入味，再倒入炒好的鸡蛋翻炒均匀，出锅装盘。

【用法】佐餐食用。

【功效】补充精氨酸、调节血脂。适用于高脂血症、肥胖、高血压、冠心病等患者。

泡花生仁

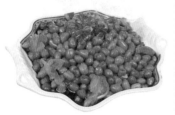

【原料】花生仁 100 克，醋 100 毫升。姜片、蒜片、食盐各适量。

【制作】将花生仁和姜片、蒜片放在水中泡 30 分钟左右，先后加入醋、食盐再浸泡 1 小时左右。

【用法】佐餐食用。

【功效】健脑益智，延缓衰老。适用于高脂血症患者。

蚬子炒韭菜

【原料】蚬子肉 150 克，韭菜 250 克，红椒丝 5 克。生姜末、葱末、食盐、料酒、酱油、胡椒粉、食用植物油各适量。

【制作】蚬子肉洗净，沥水。韭菜切成 3~4 厘米长的段待用。锅上火，放油烧热，投生姜、葱末煸香，下蚬子肉煸炒，烹入料酒、酱油，烧沸，撒胡椒粉，起锅装碗中。锅复上火，放油烧热，倒入韭菜速炒，放蚬子肉、红椒丝继续煸炒，加入调味料，炒匀，起锅装盘。

【用法】佐餐食用。

【功效】益肝健胃，行气理血。适用于高脂血症患者。

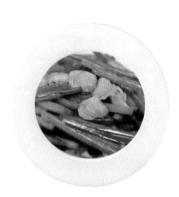

酸甜泡菜

【原料】白菜梗 400 克，干红辣椒 1 只。姜丝、糖、醋、香油各适量。

【制作】白菜梗切菱形块。干辣椒去籽，切成细丝。锅上火添加适量开水，放入白菜梗焯水至断生，捞出沥干水分。另用锅加入适量清水、糖烧开，倒入大碗中，待冷却后，再倒入醋，然后放入白菜梗、红椒丝、姜丝浸泡约 2 小时。食用前，取出装盘。

【用法】佐餐食用。

【功效】健脾开胃，降低尿酸。适用于痛风、高脂血症、脂肪肝、肥胖症患者。

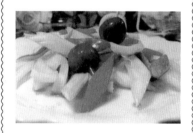

姜汁甘薯条

【原料】甘薯 250 克，胡萝卜 20 克。香菜、姜、食用植物油、食盐、糖各适量。

【制作】将甘薯去皮，切粗条。将姜捣成汁，胡萝卜切成与甘薯条大小相同的条。烧锅下水，待水沸时，投入甘薯条、胡萝卜条，用中火煮至熟透，捞起码入深碗内。将榨好的姜汁调入食盐、糖、食用植物油，入微波炉加热，取出，淋在码好的甘薯上，撒上香菜。

【用法】佐餐食用。

【功效】补虚乏，益气力，健脾胃，强肾阴。适用于高脂血症患者。

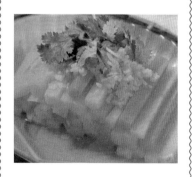

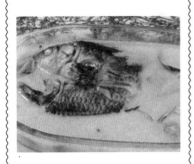

竹笋鲫鱼汤

【原料】鲫鱼 500 克，鲜竹笋 100 克，文蛤 150 克。生姜、葱、食盐、料酒、胡椒粉、食用植物油各适量。

【制作】鲫鱼加工、洗净。鲜竹笋切片，放沸水锅中焯水。文蛤饿养，放入沸水中氽一下，去一瓣壳洗净，汤留用。锅上火，放油烧热，放生姜、葱略煸，下鲫鱼煎至两面略黄，烹入料酒，加氽文蛤的汤，武火烧沸，撇去浮沫，改用文火，加入笋片，至汤白鱼熟后加入食盐、料酒、文蛤烧沸，起锅装碗，撒上胡椒粉。

【用法】佐餐食用。

【功效】明目益智。适用于高脂血症患者。

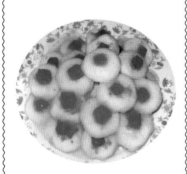

山楂荸荠糕

【原料】鲜荸荠 400 克，山楂糕 200 克。糖适量。

【制作】将荸荠去皮处理干净，从当中挖 1 个小圆洞，用开水烫一下，沥水后加糖腌渍片刻。山楂糕切成丁，塞入荸荠孔内，摆在盘中。锅上火添加少量清水烧沸，加入糖，用文火熬成浓汁关火，晾凉后将糖汁浇在荸荠上。

【用法】佐餐食用。

【功效】健脾消食，止咳化痰，降脂，降压，清肝化滞。适用于肝火旺的高血压、高脂血症、动脉硬化以及痛风合并冠心病患者。

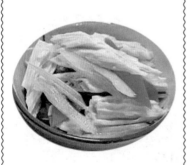

腐竹拌芹菜

【原料】芹菜 350 克，水发腐竹 250 克。酱油、香油、食盐、醋各适量。

【制作】将芹菜择洗干净，去老叶，放入沸水锅中焯一下，再用凉开水冲凉，切丝，装盘。将水发腐竹切成丝，码在芹菜丝上。用酱油、食盐、醋一起调成汁，浇在腐竹芹菜丝上，再加香油拌匀。

【用法】佐餐食用。

【功效】平肝降压，祛瘀降脂。适用于高脂血症合并高血压，尤其适用于高胆固醇患者。

鲜虾炒韭菜

【原料】鲜虾 150 克，韭菜 250 克，核桃仁 50 克。料酒、食盐、胡椒粉、食用植物油各适量。

【制作】虾剪去触须、足等，洗净。韭菜拣择洗净，切成 3 厘米左右的段。锅上火，放油烧热，倒入核桃仁焙热，捞出。锅复上火，留底油烧热，下鲜虾煸炒，烹入料酒，倒入韭菜迅速翻炒，加入食盐炒匀，再放入核桃仁翻匀，起锅装盘，撒上胡椒粉。

【用法】佐餐食用。

【功效】益肝健胃，行气理血。适用于高脂血症患者。

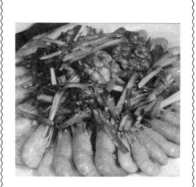

山药炒兰豆

【原料】山药 150 克，荷兰豆荚 150 克，牛里脊肉 75 克。葱、姜汁，料酒、食盐、水淀粉、食用植物油各适量。

【制作】山药去皮，洗净，切成片。荷兰豆荚剪去两头，去掉侧面的筋，洗净，切成段。牛里脊肉洗净，切成片，加葱、姜汁、料酒、食盐等调味料拌匀上浆待用。锅上火倒入油烧热，放入牛肉煸炒至断生，再投入荷兰豆、山药同炒至熟，加入食盐调味，起锅装盘。

【用法】佐餐食用。

【功效】解毒利水。适用于高血压、高脂血症患者。

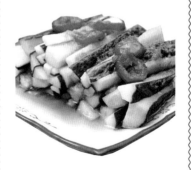

山楂汁拌黄瓜

【原料】嫩黄瓜 600 克，山楂 30 克，糖 30 克。

【制作】先将黄瓜去皮、心及两头，洗净切成条状。将山楂洗净，入锅中加水 200 毫升，煮约 15 分钟，取汁液 120 毫升。将黄瓜条放入锅中加水煮熟，捞出。在山楂汁中放入糖，在文火上慢熬，待糖溶化，再放入已控干水的黄瓜条拌匀。

【用法】佐餐食用。

【功效】清热解毒，降脂减肥。适用于高脂血症合并肥胖症患者。

蒸海带卷

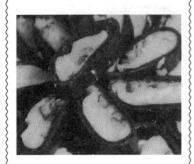

【原料】水发海带 1 张，豆腐 150 克，冬菇 25 克。生姜、葱、蒜末、食盐、湿淀粉、芹菜丝、麻油各适量。

【制作】冬菇水发，洗净，切成丝。豆腐捣成泥，与葱、生姜、蒜末、食盐拌成馅。海带洗净，平铺案板上，修成长方块，挑上豆腐馅，放入冬菇丝，卷起，用芹菜丝捆扎，放入盘中上笼蒸熟，凉后切片装入盘中，淋上麻油。

【用法】佐餐食用。

【功效】利尿消肿。适用于高脂血症患者。

一清二白

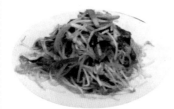

【原料】绿豆芽 200 克，韭菜 100 克，粉丝 100 克。食盐、鲜酱油、醋、葱油、香油各适量。

【制作】将绿豆芽、韭菜择洗干净，韭菜切成段，然后分别放入沸水中焯至断生，捞入冷水过凉，沥干水分备用。粉丝用温水泡软，剪成段，放入加有食盐的沸水中焯透捞出，过凉水，沥水待用。将绿豆芽、韭菜和粉丝装入大碗中，加入醋、葱油、酱油、食盐、香油拌匀，装盘上桌。

【用法】佐餐食用。

【功效】补肾，利尿，消肿。适用于高血压、高脂血症患者。

大蒜拌绿豆芽

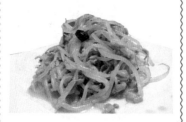

【原料】绿豆芽 250 克，大蒜 2 瓣，香油、食盐、酱油、醋各适量。

【制作】将大蒜去皮，捣成泥状。绿豆芽淘洗干净。锅中放入清水适量，煮沸后入绿豆芽，煮 2 分钟左右捞出放入盘中，再加入蒜泥、食盐、酱油、醋、香油，使其充分调和。

【用法】佐餐随量食用。

【功效】清热和中，降低血脂。适用于高脂血症患者。

速炒黄瓜片

【原料】黄瓜 300 克。食用植物油、食盐、大葱、蒜、芝麻、香油各适量。

【制作】黄瓜洗净,切成约 0.3 厘米厚的薄片。葱洗净,切花,蒜去皮,剁泥。黄瓜加水和食盐腌渍 20 分钟后,洗去水分,沥干。烧锅置火上,加入适量食用植物油烧热,下入葱花、蒜泥、芝麻炒香。倒入黄瓜片,用武火快炒几分钟,最后淋上香油调味,出锅装盘。

【用法】佐餐食用。

【功效】抗肿瘤,抗衰老。适用于高脂血症患者。

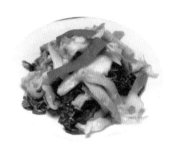

鲜菇烧荠菜

【原料】鲜平菇 150 克,荠菜 200 克。蒜片、食盐、糖、胡椒粉、水淀粉、鲜汤、食用植物油各适量。

【制作】平菇用手撕成条。荠菜择洗干净沥水待用。锅上火倒入油烧热,投入蒜片煸香,下平菇炒片刻,添加适量鲜汤、食盐、糖,武火烧开煮 10 分钟用碗盛起。净锅继续上火倒入油烧热,投入荠菜翻炒至断生,下炒好的平菇翻炒均匀,加入少许食盐、胡椒粉调味,用水淀粉勾芡,出锅装盘。

【用法】佐餐食用。

【功效】清肝利胆,凉血止血,祛脂降压。适用于高脂血症、高血压及尿血便血患者。

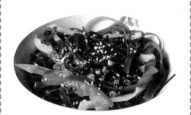

青椒海带丝

【原料】青椒 150 克,海带 200 克。食盐、香油各适量。

【制作】海带用温水浸泡涨发,用清水冲洗干净,切成丝,将青椒洗净切丝。将锅置于火上烧热,分别将青椒丝、海带下入水锅中焯一下,捞出沥干水分,一起放入盘中,加入食盐、香油拌匀,食用。

【用法】佐餐食用。

【功效】降脂减肥,降低血压。适用于高脂血症合并高血压患者。

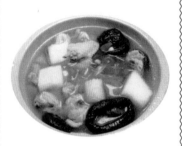

薏米冬瓜鸡

【原料】仔鸡1只（约500克），冬瓜400克，薏苡仁50克。葱结、姜片、食盐、料酒、食用植物油各适量。

【制作】仔鸡清洗干净，然后剁成块。冬瓜洗净，去皮及瓤，切成片。薏苡仁冲洗干净。砂锅添加清水，放入鸡块武火烧开，撇去浮沫，加入葱结、姜片、薏苡仁、料酒武火烧开，转文火炖至鸡肉熟时，再加入冬瓜、食盐炖约8分钟，调味。

【用法】佐餐食用。

【功效】健脾利湿，美容，降糖，降脂。适用于高脂血症、高血压、冠心病等患者。

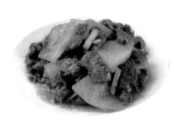

牛肉炒冬瓜

【原料】牛肉135克，冬瓜180克，食盐3克，料酒3毫升，生抽4毫升。姜片、蒜末、葱段、水淀粉、食用植物油各适量。

【制作】冬瓜去皮切片。牛肉切片，用生抽、食盐、淀粉拌匀腌渍10分钟。热油倒入牛肉滑散，盛出。锅留底油爆香葱段、姜片、蒜末、倒冬瓜片、牛肉片、调味料炒匀，勾芡。

【用法】每日1~2次，佐餐随量食用。

【功效】减肥降脂，清热化痰。适用于高脂血症患者

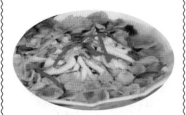

清蒸凤尾菇

【原料】鲜凤尾菇250克。姜丝、青蒜丝、红椒丝、豉油皇汁、食盐、糖、鸡汤、食用植物油各适量。

【制作】凤尾菇去杂质，冲洗干净，放在汤碗内，添加适量鸡汤，加入姜丝、食盐、糖、食用植物油，然后入蒸笼蒸透。将蒸好的凤尾菇转入盘中，汁倒入锅中上火烧沸，用水淀粉勾芡后，浇在凤尾菇上，撒上青蒜丝、红椒丝，淋上豉油皇汁。

【用法】佐餐食用。

【功效】清热解暑，养阴生津，降血压，降血脂。适用于高脂血症、高血压等患者。

清蒸头尾

【原料】草鱼头、尾各 1 个，葱丝 5 克，姜丝 8 克，干红椒丝 3 克，蒜丝 2 克。食盐、料酒、豉油皇汁、胡椒粉、食用植物油各适量。

【制作】草鱼头、尾均一剖为二，洗净，加料酒、食盐，腌渍片刻。腌好的鱼头、尾装盘上笼蒸 10 分钟左右取出，浇上豉油皇汁，撒上姜丝、葱丝、蒜丝、红椒丝、胡椒粉，浇上热油。

【用法】佐餐食用。

【功效】暖脾胃，补气血。适用于高脂血症患者。

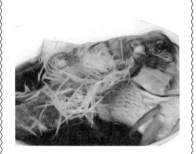

鲜菇豆腐

【原料】鲜蘑菇 100 克，豆腐 2 方块，笋片 50 克。葱花、姜米、食盐、水淀粉、鲜汤、香油、食用植物油各适量。

【制作】豆腐切方块，入沸水煮一下，捞出。蘑菇切厚片。笋片切丝。锅上火放油烧热，投姜米煸香，下蘑菇略炒，添适量鲜汤、食盐、笋丝烧开，放豆腐，烧开后略煮，淋水淀粉，出锅装砂锅，撒上葱花，淋香油。

【用法】佐餐食用。

【功效】降脂，补钙，滋补肝脾。适用于高脂血症、动脉粥样硬化等患者。

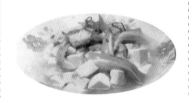

肉丝烧金针

【原料】猪外脊肉 200 克，水发金针菇 200 克。食用植物油、香油、料酒、醋、酱油、食盐、葱丝、姜丝、淀粉各适量。

【制作】猪外脊肉切成丝。水发金针菇洗净，改刀切段。炒锅上火烧热，加适量食用植物油，投入肉丝煸炒至变色，下葱丝、姜丝爆香，烹料酒、醋，加酱油，再下入金针菇。翻炒片刻，添少许汤，加食盐调味，用水淀粉勾薄芡，淋香油。

【用法】佐餐食用。

【功效】抑制血脂升高。适用于高脂血症患者。

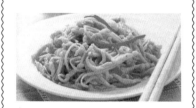

锦绣鱼丝

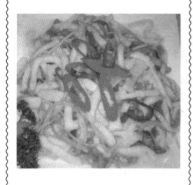

【原料】黑鱼 750 克，笋丝 50 克。青、红椒圈、蛋清、食盐、料酒、胡椒粉、湿淀粉、食用植物油各适量。

【制作】黑鱼取净肉，切成 4 厘米长的丝，放碗内加食盐、料酒、蛋清、湿淀粉拌和上浆。锅上火，放入清水烧沸，倒笋丝、青红椒圈，焯水待用。另取锅上火，放入食用植物油烧至 105℃ 时，倒入鱼丝滑油至八成熟，捞出沥油。锅复上火，留底油，倒入笋丝、青红椒圈煸炒，加调味料、适量清水烧沸，湿淀粉勾芡，倒鱼丝，翻拌匀，起锅装盘，撒上胡椒粉。

【用法】佐餐食用。

【功效】祛湿利尿，去瘀生新，滋补调养。适用于高脂血症患者。

西芹炒香菇

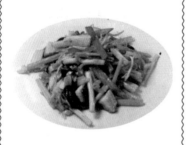

【原料】西芹 200 克，鲜香菇 100 克，甜红椒 1 个。食盐、糖、高汤、水淀粉、食用植物油各适量。

【制作】芹菜去叶、洗净切段。香菇洗净，改刀，焯水待用。红椒洗净，去籽，切成丝。锅上火倒入油烧热，先下香菇略炒，再加入芹菜、红椒丝，加入食盐、糖、高汤翻炒均匀至入味，勾薄芡，起锅装盘。

【用法】佐餐食用。

【功效】平肝清热，益气和血。适用于肝阳上亢之头痛、高血压、高脂血症等患者。

清炒魔芋丝

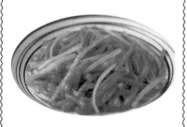

【原料】魔芋丝 150 克，火腿 10 克。食用植物油、食盐、姜、葱、糖、水淀粉各适量。

【制作】将包装魔芋丝解散，火腿切丝，姜洗净，切丝，葱洗净，切段。烧锅下食用植物油，放入姜丝、葱段、火腿丝炒香。加入魔芋丝、食盐、糖炒入味，用水淀粉勾芡。

【用法】佐餐食用。

【功效】活血、消肿、化瘀。适用于高脂血症患者。

雪菜烧乌鱼

【原料】乌鱼 500 克, 雪里蕻 100 克。生姜、葱段、葱花、蒜头、食盐、料酒、胡椒粉、干淀粉、食用植物油各适量。

【制作】乌鱼在鱼身两侧剖上细纹, 用食盐、料酒、胡椒粉腌渍半小时后, 抹干淀粉。雪里蕻挤干水分, 切碎末。锅上火, 放油烧热, 下鱼煎至两面金黄, 烹入料酒, 下生姜、葱段、蒜头、雪里蕻煸炒, 加清水烧开, 改文火焖制 5~8 分钟, 调味, 撒上葱花, 起锅装盘。

【用法】佐餐食用。

【功效】明目利膈, 宽肠通便。适用于高脂血症患者。

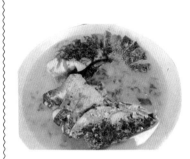

豌豆鸡肉丝

【原料】鸡脯肉 150 克, 豌豆 100 克。葱、姜汁、食盐、糖、料酒、鸡蛋清、高汤、水淀粉、食用植物油各适量。

【制作】鸡脯肉切丝, 加葱、姜汁、食盐、糖、料酒、蛋清、淀粉上浆。豌豆洗干净, 沥干水分。锅上火放油烧至五成热, 投鸡肉丝滑油至肉丝呈乳白色时倒入漏勺沥油。锅上火倒入油烧热, 投入豌豆略炒, 加适量高汤、食盐烧开, 倒鸡肉丝翻炒均匀, 水淀粉勾芡。

【用法】佐餐食用。

【功效】补益气血, 降压祛脂。适用于高脂血症、高血压、冠心病等患者。

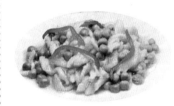

大白菜梗炒鱼松

【原料】大白菜梗 250 克, 草鱼松 150 克, 白果 50 克, 食盐、干贝素、糖、陈醋、食用植物油、蒜蓉、水淀粉各适量。

【制作】白果去皮、焯水至熟。白菜梗切段, 草鱼松切块。锅内下食用植物油烧热, 放蒜蓉爆香, 下大白菜梗快炒, 加草鱼松、白果翻炒至熟, 加入食盐、干贝素、糖、陈醋调味, 水淀粉勾芡。

【用法】佐餐食用。

【功效】清热除烦, 解渴利尿, 通利肠胃。适用于高脂血症患者。

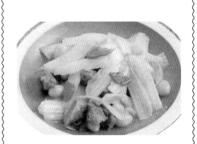

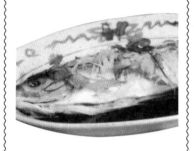

葱油鲢鱼

【原料】活鲢鱼 1 条（约重 750 克）。干红椒丝、葱丝、姜丝、香菜、食盐、料酒、蒸鱼汁、葱油、胡椒粉各适量。

【制作】鲢鱼处理后洗净，在鱼身上剞上柳叶花刀，用料酒、食盐腌渍一下。锅上火，放入清水烧沸，放入鲢鱼烧沸，离火焖 15 分钟，捞出摆盘中，上放葱丝、姜丝、干红椒丝，撒胡椒粉，倒入蒸鱼汁，浇上热葱油，再放香菜点缀。

【用法】佐餐食用。

【功效】温中益气，暖胃，润泽肌肤。适用于高脂血症患者。

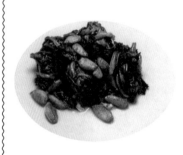

茼蒿炒蒜头

【原料】茼蒿 200 克，蒜头 50 克。食盐、糖、食用植物油各适量。

【制作】茼蒿择洗干净，沥水待用。蒜头用刀稍拍。锅上火倒入油烧热，投入蒜瓣煸炒片刻，下茼蒿武火速炒，加入少许食盐、糖，炒至菜断生，出锅装盘。

【用法】佐餐食用。

【功效】理气和胃，降压祛脂。适用于高血压、高脂血症、脂肪肝等患者。

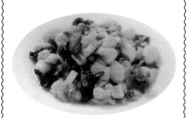

白果炒草鱼丁

【原料】草鱼 500 克，白果 70 克，水发黑木耳 75 克，芹菜 50 克。鸡蛋清、葱、姜、高汤、水淀粉、食盐、碱、食用植物油、料酒各适量。

【制作】草鱼宰好洗净，取净鱼肉剞十字花刀，切丁，先用碱水浸泡片刻，再用水冲净，加食盐、料酒、鸡蛋清、水淀粉抓匀稍腌。葱切花，姜切末，芹菜切粒，白果去皮，用水泡发。锅置火上，加入食用植物油烧至五成热，下鱼肉丁、白果滑透。下葱花、姜末炒香后加芹菜粒、木耳继续炒。烹入料酒，加高汤、食盐，用水淀粉勾芡。

【用法】佐餐食用。

【功效】通利血管。适用于高脂血症患者。

裙边蒸蛋

【原料】鸡蛋 4 只，水发裙边 150 克，葱花 10 克。食盐、料酒、美极鲜酱油、胡椒粉、鲜汤、食用植物油各适量。

【制作】水发裙边放入鲜汤中，调制入味。鸡蛋磕入碗中，放食盐、鲜汤、料酒，搅匀，上笼蒸 7 分钟再加入裙边，续蒸 3 分钟，利用余热焖 2 分钟取出，淋美极鲜酱油，撒上胡椒粉、葱花，浇上热油。

【用法】佐餐食用。

【功效】安神镇静，滋阴补阴。适用于高脂血症患者。

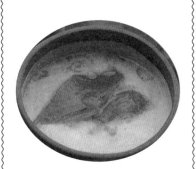

肉丝拌脆瓜海蜇

【原料】猪里脊肉 100 克，海蜇皮 200 克。黄瓜、香葱花、蒜泥、食盐、糖、料酒、醋、酱油、胡椒粉、淀粉、香油、食用植物油各适量。

【制作】猪肉切丝，加料酒、食盐、淀粉拌上浆。海蜇切丝，用清水浸泡漂去咸味，挤干水分。黄瓜切片。锅上火添加适量清水烧沸，下肉丝焯水，待肉丝熟时捞出沥水。锅上火倒油烧热，下葱花炸香关火，倒入海蜇、肉丝，加入调味料拌匀，加入黄瓜。

【用法】佐餐食用。

【功效】清热生津。适用于高脂血症患者。

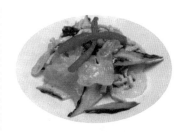

锅焖蕨菜鱼卷

【原料】鲑鱼 200 克，蕨菜 4 根，鸡蛋液 150 克，香菜 20 克。鸡汤、食用植物油、胡椒粉、料酒、葱、姜、蒜、淀粉、食盐、水淀粉各适量。

【制作】鲑鱼切薄片，放食盐、胡椒粉、料酒腌制。香菜切末。取蕨菜，将鱼片卷成卷后切段，蘸淀粉，蘸匀蛋液。锅内放食用植物油，烧至五成热时将鱼卷下锅，煎至两面呈金黄时取出。锅内留底油，用葱花、姜末、蒜末炝锅，加适量鸡汤、食盐，下鱼卷文火焖 3 分钟。转武火，水淀粉勾芡，撒上香菜末。

【用法】佐餐食用。

【功效】清肠排毒。适用于高脂血症患者。

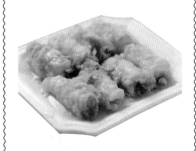

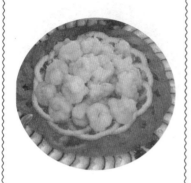

龙井虾仁

【原料】活大河虾 1000 克，龙井新茶 12 克，鸡蛋 1 只。食盐、料酒、干淀粉、湿淀粉、食用植物油各适量。

【制作】虾去壳，挤出虾仁，洗净，放入碗内，加食盐和蛋清、干淀粉拌和上浆。沸水 50 克泡茶（不要加盖）1 分钟，滤出 40 克茶汁，剩下的茶叶和汁待用。锅上火，放油烧热至 105℃ 时，倒入虾仁，滑散约 15 秒钟后取出沥油。锅复上火，留少许底油，倒入虾仁，烹入料酒，迅速翻炒，倒入茶叶和茶汁，加食盐、湿淀粉勾芡，颠炒几下，出锅装盘，点缀。

【用法】佐餐食用。

【功效】补肾，解毒。适用于高脂血症患者。

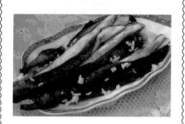

蒸茄子

【原料】嫩茄子 500 克，虾米 20 克。蒜泥、食盐、香油各适量。

【制作】茄子去蒂，洗净，顺长切成 4 等份长条放盘中，再撒上虾米，上蒸锅蒸熟。将蒜泥、食盐、香油加入蒸熟的茄子中，用筷子拌匀。

【用法】佐餐食用。

【功效】适用于高脂血症、动脉硬化、维生素 D 缺乏病、软骨病、骨质疏松症等患者。

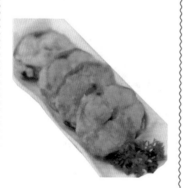

蜜汁煎鲑鱼

【原料】鲑鱼 200 克。食用植物油、柠檬汁、蜂蜜、淀粉、胡椒粉、食盐各适量。

【制作】将鲑鱼洗净，控干水分，用食盐、胡椒粉腌 15 分钟。锅内放食用植物油，将腌好的鱼肉蘸少许淀粉，下锅煎至表面微黄。将蜂蜜、柠檬汁拌匀，分两次加入锅中，用文火煮至汁液收浓。

【用法】佐餐食用。

【功效】补虚劳，健脾胃，暖胃和中。适用于高脂血症及消瘦、水肿、消化不良患者。

姜葱炆肉蟹

【原料】青蟹 500 克，红椒圈 5 克，洋葱粒 10 克。葱丝、姜丝、食盐、料酒、胡椒粉、干淀粉、食用植物油各适量。

【制作】青蟹留壳，改成块。切面蘸上干淀粉，放入油锅中炸至七成熟，捞出沥油。锅内留底油，烧热，将葱丝、姜丝、红椒圈、洋葱粒放入煸炒，倒入炸好的蟹块炒制，加入食盐、料酒，烹入少许水，略焖，用湿淀粉勾芡，撒上胡椒粉，起锅装盘，盖上蟹壳。

【用法】佐餐食用。

【功效】清热解毒，补骨添髓，养筋活血。适用于高脂血症患者。

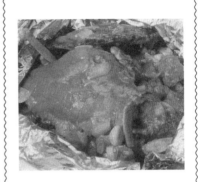

玉米花菜

【原料】花菜 300 克，玉米粒 100 克，红甜椒 1 个。姜、蒜末、食盐、糖、水淀粉、食用植物油各适量。

【制作】花菜掰成小朵，入沸水中焯透，捞入冷水中过凉，沥水待用。红甜椒洗净，去籽，切成片。锅上火倒入油烧热，投入姜、蒜末煸香，下红甜椒、花菜、玉米粒，加入食盐、糖炒匀，添加少量水，烧沸后，用水淀粉勾芡，淋油，起锅装盘。

【用法】佐餐食用。

【功效】益肺宁心，健脾开胃。适用于高脂血症、心血管疾病、肥胖症、脂肪肝等患者。

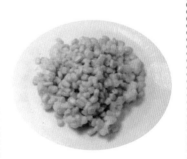

清蒸赤豆鲤鱼

【原料】鲤鱼 500 克，赤豆 50 克。姜、葱、陈皮、草果、食盐、料酒、鸡汤各适量。

【制作】鲤鱼去内脏、鳃、鳞，洗净。姜洗净切末，葱洗净切丝。赤豆、陈皮、草果分别洗净后放入鱼腹中，将鱼放入汤碗中，加入食盐、姜末、料酒、鸡汤。汤碗放入笼屉中，蒸 1 小时，出笼加葱丝。

【用法】佐餐食用。

【功效】利水消肿。适用于高脂血症、肾炎伴水肿患者。

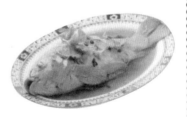

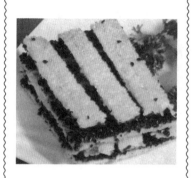

芝麻青鱼排

【原料】青鱼肉250克，黑芝麻、白芝麻各100克，鸡蛋1只，淀粉30克。生姜、葱、食盐、料酒、胡椒粉、食用植物油、番茄酱各适量。

【制作】青鱼肉批成薄片，用刀背捶一下，放入盘中，加入生姜、葱、料酒、食盐、胡椒粉腌渍。将腌渍好的鱼片拍上淀粉，拖蛋液，蘸上芝麻（一面白，一面黑）压实，呈芝麻鱼排生坯。锅上火，放油烧热至150℃时，下鱼排生坯炸制，待外表呈金黄色，捞出沥油，改刀装盘，点缀。

【用法】佐餐食用。

【功效】益气化湿。适用于高脂血症患者。

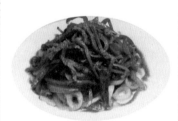

洋葱炒牛肉丝

【原料】洋葱150克，牛里脊肉100克，青、红椒各1个。姜汁、食盐、糖、料酒、酱油、淀粉、鲜汤、食用植物油各适量。

【制作】洋葱剥去外皮冲洗干净，切成丝。牛肉洗净，切成丝，加姜汁、料酒、食盐、糖拌匀，再加水淀粉上浆待用。青、红椒切成丝。锅上火倒入油烧热，放牛肉丝滑油至熟，倒入漏勺沥油。锅中留少许底油，放洋葱丝，青、红椒丝速炒，加食盐、酱油和少许鲜汤，倒入牛肉丝炒匀，起锅装盘。

【用法】佐餐食用。

【功效】补虚养血，散瘀降脂。适用于中老年人脾虚湿盛型高脂血症患者。

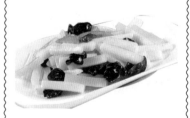

莴笋炒山药

【原料】山药250克，莴笋250克，胡萝卜50克。食盐、胡椒粉、醋、食用植物油各适量。

【制作】山药、莴笋、胡萝卜分别洗净，去皮，切长条，入沸水锅中余水。锅内放食用植物油烧热，放入山药、莴笋、胡萝卜，翻炒均匀。加食盐、胡椒粉、醋，调味翻炒。

【用法】佐餐食用。

【功效】降血压，改善血液循环。适用于高脂血症患者。

山药酿芦笋

【原料】鲜山药 100 克，鲜芦笋 150 克，鲮鱼胶 50 克，胡萝卜 10 克。上汤、姜、食用植物油、食盐、胡椒粉、淀粉各适量。

【制作】将山药去皮切粒泡上，姜去皮切米，胡萝卜去皮切粒。芦笋烫至八成熟，根的一头拍干淀粉。鲮鱼胶加山药、胡萝卜、姜、食盐、胡椒粉、淀粉制馅，酿在芦笋上，蒸 6 分钟。下食用植物油，注上汤，调食盐煮沸，用水淀粉勾芡，淋入蒸好的芦笋上。

【用法】佐餐食用。

【功效】健脾补肺。适用于高脂血症患者。

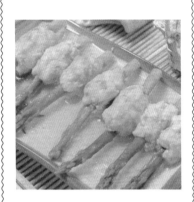

青瓜牛柳

【原料】牛里脊肉 200 克，青瓜 150 克，鸡蛋清 1 个。葱、姜汁、食盐、料酒、酱油、胡椒粉、海鲜酱、水淀粉、食用植物油各适量。

【制作】青瓜切片，牛里脊肉切条，加葱姜汁、料酒、食盐、胡椒粉、海鲜酱拌匀腌约 20 分钟，加蛋清、淀粉上浆。锅上火倒油至五成热时，倒浆好的牛肉滑油至熟，倒漏勺沥油。锅中留少许底油，投青瓜条煸炒，倒牛肉，加食盐炒匀，起锅装盘。

【用法】佐餐食用。

【功效】补中益气，滋养脾胃。适用于肥胖症、高血压、高脂血症、糖尿病及各类水肿患者。

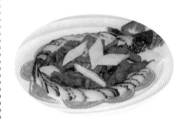

萝卜丝烩牛肉

【原料】牛肉 250 克，萝卜 300 克，芹菜段 15 克，枸杞 5 克。料酒、食盐、蒜末、葱、生姜、鲜汤、植物油各适量。

【制作】牛肉切片，萝卜切丝。锅上火，放油烧热，下生姜、葱，煸香，下牛肉煸炒，烹料酒，加鲜汤，煮 20 分钟，转文火炖制牛肉酥烂。砂锅上火，倒入炖牛肉及汤，烧沸，加萝卜丝、食盐，文火炖至萝卜入味，放入芹菜段、枸杞稍煮，撒上蒜末。

【用法】佐餐食用。

【功效】化痰清热。适用于高脂血症患者。

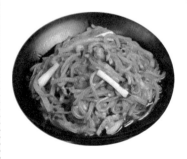

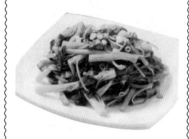

素炒空心菜

【原料】空心菜 500 克。食盐、葱、料酒、食用植物油各适量。

【制作】葱切末，空心菜洗净，沥干水分。烧锅加入适量食用植物油，用武火烧热，下入空心菜、葱末，翻炒。加食盐，烹料酒，炒至菜色变深至汤汁浓稠，出锅装盘。

【用法】佐餐食用。

【功效】清热凉血，利尿除湿。适用于高脂血症患者。

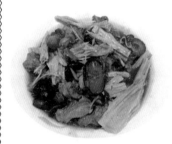

蘑菇烩腐竹

【原料】鲜蘑菇 150 克，水发腐竹 120 克，黄瓜 60 克。食用植物油、葱、生姜末、食盐、五香粉、香油各适量。

【制作】水发腐竹切成小段，蘑菇切片，黄瓜去蒂切开，去瓤切片。炒锅上火，加入食用植物油，烧至七成热时，加入葱花、生姜末煸炒出香，加水发腐竹段及蘑菇片、黄瓜片翻炒，加入食盐、五香粉熘匀，淋入香油。

【用法】佐餐食用。

【功效】补益脾胃，散瘀降脂。适用于高脂血症、动脉硬化症患者。

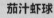

茄汁虾球

【原料】河虾仁 400 克，黄瓜 150 克，蛋清 2 个，番茄酱 100 克。葱、姜汁、姜米、食盐、糖、料酒、胡椒粉、鸡汤、淀粉、食用植物油各适量。

【制作】虾仁剁成茸，黄瓜切成小丁，稍斩碎。先将虾茸加入葱姜汁、料酒等调味料拌匀，再加入碎黄瓜、淀粉、蛋清拌匀上劲。锅上火加油烧至五成热，将虾茸做成桂圆大小的球，入油锅炸至九成熟时捞出沥油。锅中留少许底油，下姜米煸香，倒番茄酱，加少许鸡汤、食盐、糖烧开，将炸好的虾球倒入推匀。

【用法】佐餐食用。

【功效】养血固精，化瘀解毒、益气滋阳。适用于各种类型的高脂血症患者。

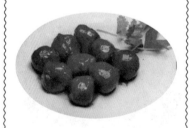

焖蒸猪肉油菜

【原料】油菜 100 克，猪里脊肉 500 克。姜汁、生抽、料酒、香油、胡椒、淀粉、白芝麻各适量。

【制作】将油菜对半切开，洗净沥干。猪里脊肉洗净切片。将姜汁、生抽、料酒、香油、胡椒调成腌肉汁，放猪里脊肉片抓匀，腌制 15 分钟，用淀粉裹匀。将油菜的切口朝上，平放在平底锅内，猪里脊肉摊放在油菜上面，沿锅的边缘加水盖好，武火煮开转文火蒸煮。蒸约 20 分钟后，取出装盘撒白芝麻。

【用法】佐餐食用。

【功效】活血化淤。适用于高脂血症患者。

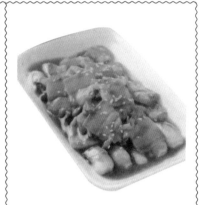

洋葱炒牛肉丝

【原料】洋葱 150 克，牛里脊肉 100 克，青、红椒各 1 个。姜汁、食盐、糖、料酒、酱油、淀粉、鲜汤、食用植物油各适量。

【制作】洋葱剥去外皮冲洗干净，切成丝。牛肉洗净，切成丝，加入姜汁、料酒、食盐、糖拌匀，再加入水淀粉上浆待用。青、红椒洗净，去籽，分别切成丝。锅上火倒入油烧热，放入牛肉丝滑油至熟，倒入漏勺沥油。锅中留少许底油，放入洋葱丝，青、红椒丝速炒，加入食盐、酱油和少许鲜汤，倒入牛肉丝炒匀，起锅装盘。

【用法】佐餐食用。

【功效】补虚养血，散瘀降脂。适用于中老年人脾虚湿盛型高脂血症患者。

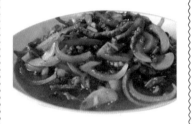

猕猴桃鸡柳

【原料】猕猴桃 1 个，鸡柳 50 克。食用植物油、食盐、黑胡椒粉各适量。

【制作】将猕猴桃去皮切块，鸡柳切丁，用食盐、黑胡椒腌渍 15 分钟。起油锅，下食用植物油，待油热后放入鸡柳，炒到八成熟，加入猕猴桃块快炒片刻，调味拌匀。

【用法】佐餐食用。

【功效】清热生津，除烦。适用于高脂血症患者。

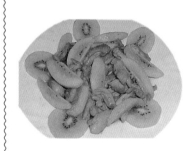

洋葱炒鸡片

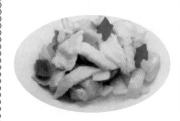

【原料】洋葱 200 克，鸡脯肉 150 克，青、红椒各 1 个。姜汁、食盐、糖、料酒、淀粉、鲜汤、食用植物油各适量。

【制作】鸡脯肉批成薄片，加姜汁、料酒、食盐、淀粉拌匀上浆。洋葱切片。青、红椒分别切成菱形片。锅上火倒油至五成热时，投鸡片滑油至熟，漏勺沥油。锅中留少许底油，放洋葱、青、红椒片略炒，加食盐、糖和少许鲜汤，倒鸡片炒匀，勾芡。

【用法】佐餐食用。

【功效】补充蛋白质，降低血脂。适用于高脂血症患者。

降脂鱼条

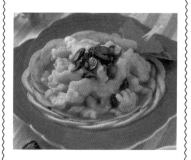

【原料】桂鱼 600 克，山楂 20 克，鸡蛋 1 只。食用植物油、番茄酱、食盐、料酒、糖、生姜、葱、淀粉各适量。

【制作】桂鱼去皮切条，生姜切末，葱切段，鱼肉条加入鸡蛋清、料酒、姜末、食盐、淀粉，拌匀待用。锅内烧油，烧热时逐条下入鱼条，炸至金黄色时捞起。另烧锅，放食用植物油少许，加入番茄酱、山楂及适量清水，煮沸后放入炸好的鱼条、葱段，翻炒几次。

【用法】佐餐食用。

【功效】补气血，益脾胃。适用于高脂血症患者。

向日葵籽拌芹菜

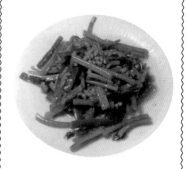

【原料】芹菜 300 克，向日葵籽仁 100 克。酱油、醋、食盐、糖、香油各适量。

【制作】锅上火烧热，投入向日葵籽仁炒熟。芹菜择洗干净，入沸水中焯烫一下，捞入冷水中激凉，沥水待用。将芹菜切成小段放入碗中，加入向日葵籽仁、食盐等调料拌匀。

【用法】佐餐食用。

【功效】降脂，降压。适用于高血压、高脂血症患者。

口蘑油菜

【原料】口蘑 200 克，油菜 500 克，高汤 150 毫升。红辣椒、水淀粉、食盐、糖各适量。

【制作】油菜去外叶，留芯，洗净。口蘑洗净，切成扇形花刀。红辣椒切短丝，油菜头部用小刀开一小口，将红辣椒丝插入，与口蘑一起下沸水锅中稍余，捞出，沥水。烧锅置火上，添高汤烧热，下入口蘑、油菜，加食盐、糖焖至熟，用水淀粉勾芡。

【用法】佐餐食用。

【功效】活血化瘀，降低血脂。适用于高脂血症患者。

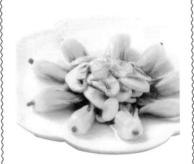

番茄炒西兰花

【原料】西红柿 150 克，西兰花 150 克。食盐、糖、鲜汤、水淀粉、食用植物油各适量。

【制作】西红柿切成月牙块待用。西兰花掰成小朵入沸水焯，沥水待用。锅上火倒入油烧热，放西兰花、西红柿翻炒，溜少许鲜汤，加食盐、糖，待菜炒入味，勾薄芡。

【用法】佐餐食用。

【功效】降血压，降血脂，抑制脂质过氧化。适用于高脂血症患者。

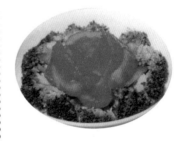

糖醋黄花鱼

【原料】黄花鱼 750 克。红椒丝、葱丝、姜丝、料酒、食盐、糖、酱油、醋、蒜、姜、葱、葱姜汁、麻油、湿淀粉、食用植物油各适量。

【制作】黄花鱼加工、洗净，在鱼身上剞牡丹花刀，用食盐、料酒、葱姜汁腌渍。锅上火放油烧热，将腌渍的鱼挂湿淀粉，手提鱼尾，手勺浇热油在鱼身，定型时入锅炸，待外脆内熟，捞出装盘。另取锅一只，放少许油，下葱末、姜末、蒜末煸香，投酱油、糖、醋、食盐、清水烧沸，勾芡，淋麻油，呈糖醋汁，浇鱼身上，撒上姜丝、葱丝、红椒丝。

【用法】佐餐食用。

【功效】补气养血，通脉降脂。适用于高脂血症患者。

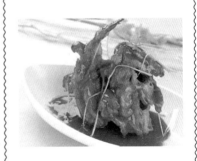

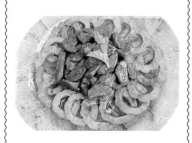

苦瓜炒猪肝

【原料】苦瓜 200 克，猪肝 100 克。葱、姜汁、食盐、糖、料酒、醋、水淀粉、香油、食用植物油各适量。

【制作】猪肝洗切薄片，加食盐、料酒、葱姜汁、水淀粉拌匀腌渍，苦瓜去瓤切片。炒锅上火放油烧至六成热，倒入浆好的猪肝滑散滑透，捞出沥油。锅中留少许底油烧至七成热，倒苦瓜武火速炒，加入食盐、糖炒匀，水淀粉勾芡，倒猪肝翻炒，淋醋、香油。

【用法】佐餐食用。

【功效】降脂，护肝。适用于高脂血症、脂肪肝、糖尿病、慢性肝病等患者。

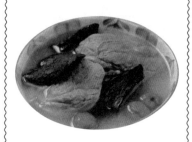

首乌炖牛肉

【原料】首乌 10 克，猪脊骨 200 克，牛肉 500 克。老姜、红枣、食盐各适量。

【制作】先将猪脊骨、牛肉斩件，首乌洗净。砂锅内放适量清水煮沸，放入猪脊骨、牛肉氽去血渍，倒出，用温水洗净。用砂锅装水，武火煲沸后，放入猪脊骨、牛肉、首乌、红枣、老姜，煲 2 小时，调入食盐。

【用法】佐餐食用。

【功效】补益精血，截疟，解毒，润肠通便。适用于高脂血症患者。

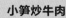

小笋炒牛肉

【原料】竹笋 90 克，牛肉 120 克，青椒、红椒各 25 克，食盐 3 克，生抽 6 毫升。姜片、蒜末、葱段、料酒、水淀粉、食用植物油各适量。

【制作】竹笋切块，青椒、红椒切块，牛肉切片，用食粉、生抽、食盐、淀粉抓匀。热油爆香姜片、葱段、蒜末，倒入牛肉片炒散，倒入竹笋块、青椒块、红椒块和所有调料炒匀，勾芡装盘。

【用法】佐餐食用。

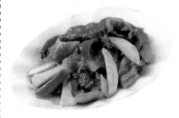

【功效】补脾胃，益气血，强筋骨。适用于高脂血症患者。

豆腐干炒蒜薹

【原料】蒜薹 250 克，豆腐干 200 克，红辣椒 10 克。椒食盐、食用植物油各适量。

【制作】将豆腐干洗净，切成条形。将蒜薹洗净，切段。红辣椒洗净，切成蒜苗大小的段。锅中放食用植物油烧热，放入蒜薹煸炒至翠绿色时，放入豆腐干翻炒，加椒食盐继续炒，放红辣椒炒至熟，出锅。

【用法】佐餐食用。

【功效】温中下气，补虚，调和脏腑。适用于高脂血症患者。

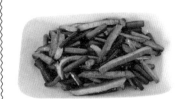

油焖香菇

【原料】水发香菇 350 克，香菜叶、葱段、姜片、食盐、酱油、食用植物油各适量。

【制作】将香菇去掉菌柄，用水冲洗干净，挤干水分待用。香菜叶洗净。锅上火倒入油烧热，投入葱段、姜片煸香，放入香菇略炒，加入适量酱油、食盐，武火烧沸，转文火焖至香菇入味，武火收汁装盘，撒上少许香菜叶点缀上桌。

【用法】佐餐食用。

【功效】补肝肾，健脾胃，益气血，降血脂。适用于高脂血症患者。

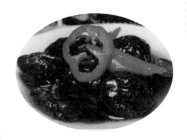

核桃炒鸡片

【原料】核桃仁 80 克，韭菜花 30 克，鸡脯肉 150 克，辣椒 10 克。姜、食用植物油、食盐、糖、料酒、水淀粉、香油各适量。

【制作】鸡脯肉切粗条，加食盐、水淀粉腌好。核桃仁切末，韭菜花洗净切段，辣椒切条，姜去皮切丝。起锅倒入食用植物油，待油温 90℃时倒入腌好的鸡肉条，滑炒至八成熟，捞起沥油，待用。锅内下入姜丝、韭菜花、辣椒条爆炒，加入鸡肉条、食盐、糖、料酒、炒至熟透，用水淀粉勾芡，淋入香油，撒上核桃仁末。

【用法】佐餐食用。

【功效】生津开胃，增强食欲，促进消化。适用于高脂血症患者。

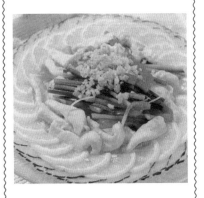

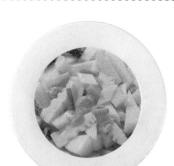

虾米炒冬笋

【原料】虾米 20 克，冬笋 100 克。生姜、葱、食盐、料酒、水淀粉、食用植物油各适量。

【制作】将冬笋切片。虾米洗净浸透，生姜洗净，切片，葱洗净，切段。锅内加水煮沸，放入笋片稍煮片刻，捞起待用。烧锅下食用植物油，下入姜片、虾米爆香，分别放入笋片、料酒、食盐炒匀，用水淀粉勾芡，撒入葱段炒匀。

【用法】佐餐食用。

【功效】滋阴凉血，和中润肠。适用于高脂血症患者。

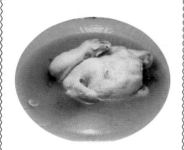

红花枸杞炖母鸡

【原料】老母鸡 1 只（约 1500 克），枸杞 20 克，红花 5 克。葱结、姜片、食盐、料酒各适量。

【制作】老母鸡宰杀，清洗整理干净，用九成热的水烫一下表皮，去尽绒毛，再用清水冲洗干净。枸杞、红花分别用水冲洗干净。砂锅上火，添加适量清水，放入老母鸡、葱结、姜片、枸杞、红花武火烧开，加入料酒，转文火炖约 2 小时，加入少许食盐调味，再继续炖至鸡肉酥烂脱骨。

【用法】佐餐食用。

【功效】降血压，降血脂，改善冠状动脉循环，保护心脏。适用于高脂血症、冠心病、高血压等患者。

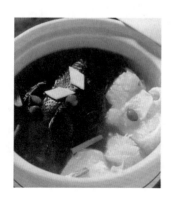

柚子杏仁炖乌鸡

【原料】乌鸡 250 克，柚子 500 克，杏仁 20 克。生姜、葱、食盐、料酒各适量。

【制作】乌鸡整只洗净。柚子去皮撕瓣，杏仁浸透洗净，生姜切片，葱切花。锅内加水煮沸，放料酒、生姜片、乌鸡稍煮片刻，捞起待用。将乌鸡、柚子瓣、杏仁放入干净炖盅内，加清水炖 2 小时，取出调入食盐，撒上葱花。

【用法】佐餐食用。

【功效】滋养机体，益肺健胃，消食生津，化痰止咳。适用于高脂血症患者。

芦笋牛肉

【原料】牛肉 200 克，芦笋 150 克。料酒、酱油、糖、小苏打、胡椒粉、淀粉、葱段、姜片、食用植物油、姜末各适量。

【制作】芦笋切菱形。牛肉去筋络，切成薄片，加小苏打、酱油、胡椒粉、淀粉、料酒、姜末和清水腌 10 分钟，加食用植物油，再腌 1 小时。锅内放食用植物油烧至六成热，放牛肉炒，待肉呈白色时倒入漏勺沥油。锅内留油，放葱段、姜片、糖、酱油、清水少许，煮沸后，淀粉勾芡，放牛肉片、芦笋段拌匀，起锅装盘。

【用法】佐餐食用。

【功效】清热利尿。适用于高脂血症患者。

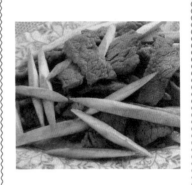

葱头焖鸡翅

【原料】鸡翅 400 克，洋葱头 100 克，西红柿 2 个，陈皮 5 克。姜片、食盐、糖、酱油、料酒、鲜汤、食用植物油各适量。

【制作】鸡翅入沸水焯烫，捞出剁成块。洋葱头切成条。西红柿切碎。锅上火倒入油烧热，投姜片煸香，下鸡翅块炒干表面水分，烹入料酒、酱油，加鲜汤武火烧开，转文火炖至五成熟时，加食盐、糖、陈皮炖 10 分钟，将洋葱条、碎西红柿撒在鸡翅上，文火焖至肉熟菜烂，武火收汁。

【用法】佐餐食用。

【功效】温中益气，补精填髓。适用于高脂血症患者。

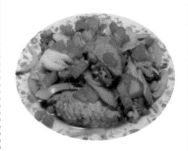

核桃炖山斑鱼

【原料】核桃 30 克，瘦肉 300 克，鸡脚 100 克，木瓜 400 克，山斑鱼 500 克。姜、葱、食盐各适量。

【制作】木瓜切开去粒。山斑鱼剖好切件，瘦肉切粒，葱切段。锅内烧水，待水开时放入瘦肉粒、鲜鸡脚，煮净血水后捞出冲净。山斑鱼煎至两面金黄。将山斑鱼、瘦肉粒、鲜鸡脚、核桃、木瓜、红枣、姜、葱段放入炖盅内，加入清水，炖 2.5 小时后加食盐调味。

【用法】佐餐食用。

【功效】养阴补血。适用于高脂血症患者。

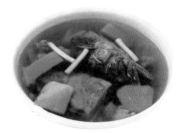

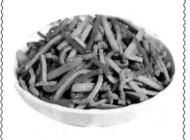

芹菜炒豆腐干

【原料】芹菜 250 克，豆腐干 50 克。食盐、食用植物油、葱花、生姜末各适量。

【制作】将芹菜洗净切成段，豆腐干切成丝备用。炒锅上旺火，加入食用植物油少许，烧至七成热，放入芹菜段、豆腐干，煸炒至芹菜熟透，再加葱花、生姜末、食盐，搅拌均匀。

【用法】每日 1~2 次，佐餐随量食用。

【功效】清热解毒，降脂，降压。适用于高脂血症患者。

菊花鸡片

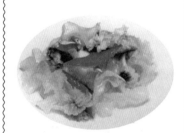

【原料】鲜白菊花 50 克，鸡脯肉 250 克，鸡蛋清 1 个。姜汁、葱丝、姜丝、料酒、胡椒粉、食盐、糖、水淀粉、鲜汤、食用植物油各适量。

【制作】菊花取瓣洗净，放入 50% 食盐水中浸泡 15 分钟，捞出沥水。鸡脯肉批成薄片，加入姜汁、料酒、胡椒粉、食盐、糖、蛋清、淀粉拌匀上浆待用。锅上火倒入油烧热，投入葱丝、姜丝炸香，下鸡肉片炒至变色，烹入料酒，加入少许食盐、鲜汤炒至入味，撒入菊花瓣炒匀，出锅装盘。

【用法】佐餐食用。

【功效】镇静祛风，补肝明目，降脂，降压。适用于高血压、动脉硬化、高脂血症等患者。

黑木耳拌芹菜

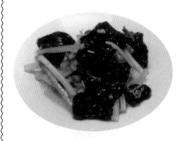

【原料】水发黑木耳 120 克，芹菜 250 克。食用植物油、食盐、胡椒粉、香油各适量。

【制作】将水发黑木耳洗净，入沸水焯一下，捞出沥干。芹菜入沸水焯一下，捞出切成小段，码入菜盘，并将黑木耳铺放在芹菜段上。另取炒锅置于火上，加入适量食用植物油，烧至六成热时，加入少许清水、食盐、胡椒粉，倒入木耳芹菜盘中，淋入香油。

【用法】佐餐食用，适量。

【功效】平肝降压，润燥祛风。适用于高脂血症、冠心病、高血压患者。

木耳炒鸡片

【原料】木耳 40 克，鸡胸肉 100 克，红椒块 40
克，食盐 3 克。姜片、蒜末、生抽、料酒、水淀粉、
食用植物油各适量。

【制作】将洗净的木耳切块，焯水备用。鸡胸肉
洗净切片，加食盐、料酒等腌渍，滑油。锅底留油，
放姜片、蒜末爆香，放木耳块、红椒块、鸡肉片翻
炒，加料酒、生抽、食盐炒匀，用水淀粉勾芡。

【用法】佐餐食用。

【功效】养颜，补肾，补气，驱寒。适用于高脂
血症患者。

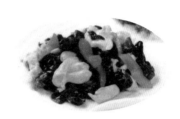

银丝白菜

【原料】白菜帮 350 克，绿豆芽 250 克，水发粉丝 100
克，芝麻酱 50 克。酱油、食盐、糖、醋、香油各适量。

【制作】白菜帮切细丝，一层白菜丝一撮食盐，排
放整齐，腌渍 2~3 小时。绿豆芽与粉丝分别入沸水烫一
下，捞出晾凉，沥干水分。白菜挤去水分，加粉丝与绿
豆芽，再加芝麻酱、酱油、食盐、糖、醋、香油拌匀。

【用法】佐餐食用。

【功效】健脾利湿，清热润肺。适用于高脂血症
合并慢性肝炎或脂肪肝患者。

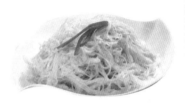

首乌肝片

【原料】猪肝 250 克，何首乌 6 克，水发木耳 25
克。青菜心、葱、姜汁、姜米、食盐、料酒、酱油、
醋、淀粉、鲜汤、食用植物油各适量。

【制作】何首乌放砂锅加水文火煎 1 小时，去渣
留汁。猪肝切片，加葱姜汁、1/2 首乌液、淀粉拌匀。
另 1/2 首乌液加料酒、食盐、酱油、醋、鲜汤等兑成
汁。锅上火加油烧热，下猪肝滑油断生捞出。锅中留
底油，下菜心、木耳武火速炒断生盛出。锅上火加
油，下姜米煸香，倒入调味汁烧沸，勾芡后，倒入猪
肝、木耳、菜心炒匀。

【用法】佐餐食用。

【功效】明目补血。适用于高脂血症患者。

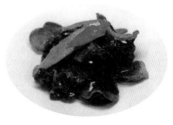

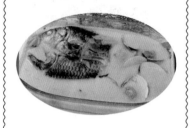

文蛤氽鲫鱼

【原料】活鲫鱼2条（约500克），文蛤150克，竹笋100克。葱段、姜片、食盐、胡椒粉、料酒、食用植物油各适量。

【制作】将净文蛤入沸水中焯烫，待其壳张开，捞出冲洗干净，汤待用。鲫鱼宰杀，整理洗净。竹笋洗净，切成片，入沸水中焯水待用。锅上火，倒入油烧热，将鱼下锅略煎，烹入料酒，加入适量煮文蛤的原汤、冬笋片、文蛤、葱段、姜片，武火烧开，转文火煮至汤汁浓白时加入食盐调味，撒入胡椒粉。

【用法】佐餐食用。

【功效】补脾开胃，利水除湿。适用于脾胃虚弱、高血压、高脂血症等患者。

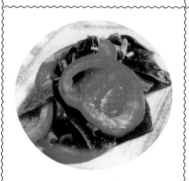

醋拌番茄海带

【原料】番茄200克，干嫩海带15克。酱油、食盐、醋、香油、姜末、蒜蓉各适量。

【制作】将番茄用开水烫皮，切成薄片。将干嫩海带洗净，泡发10分钟再切成长方形块。将酱油、食盐、醋、香油、姜末、蒜蓉混合拌匀，加入番茄和切段海带中，搅拌。

【用法】佐餐食用。

【功效】补血养血。适用于高脂血症患者。

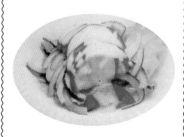

洋葱番茄沙拉

【原料】洋葱200克，番茄100克，生菜叶少量。食盐、沙拉酱各适量。

【制作】洋葱剥去外皮，洗净，先对半剖开，再横切成片。番茄洗净，去蒂，切成片。生菜叶洗净，待用。将生菜叶垫在盘底，上面依次放上番茄片、洋葱片，撒上少许食盐，再裱上沙拉酱。

【用法】佐餐食用。

【功效】清热解毒，生津止渴，健胃消食，凉血平肝。适用于高脂血症患者。

山药炒木耳

【原料】山药 300 克，木耳（水发）100 克，红椒片 10 克。食盐、鲜汤、食用植物油各适量。

【制作】山药去皮洗净，切成菱形片，放入沸水中焯一下。木耳洗净。锅上火，放油烧热，放入山药、木耳、红椒片炒熟，加入鲜汤、食盐炒匀，起锅装盘。

【用法】佐餐食用。

【功效】滋养强身。适用于高脂血症、肥胖症患者。

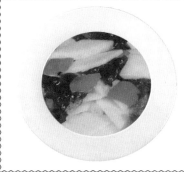

番茄炒牛肉

【原料】牛肉 500 克，番茄 200 克。食用植物油、生抽、糖、食盐、姜、葱、料酒各适量。

【制作】先把牛肉洗净切片，加生抽、糖、料酒腌 20 分钟。将番茄洗净切块。姜洗净切丝，葱洗净切粒。起锅下入食用植物油，爆香姜丝、葱粒，加番茄块炒至七分熟。然后加牛肉略炒拌后，加食盐调味。

【用法】佐餐食用。

【功效】生津止渴，健胃消食，清热解毒。适用于高脂血症患者。

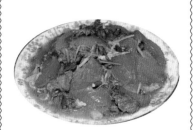

大蒜炒鳝片

【原料】活黄鳝 400 克，大蒜 100 克。葱花、姜米、蒜泥、豆瓣酱、胡椒粉、食盐、糖、醋、料酒、淀粉、鲜汤、食用植物油各适量。

【制作】黄鳝宰杀，去骨、头、尾及内脏，洗净，鳝背上剞花刀，改刀成片，用湿淀粉上浆。大蒜摘洗干净后切成段。豆瓣酱剁细。锅中加油烧热，下大蒜速炒至断生后盛起。净锅上火倒入油至七成热，投入鳝鱼片滑油至断生，倒入漏勺沥油。锅中留底油，投入葱花、姜米、蒜泥略煸，倒入豆瓣酱炒香，放入鳝鱼片、大蒜、食盐、糖、鲜汤，翻炒均匀，用湿淀粉勾芡，淋入醋，撒入胡椒粉，起锅装盘。

【用法】佐餐食用。

【功效】补脾和胃，理气消食。适用于高脂血症、动脉粥样硬化患者。

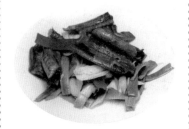

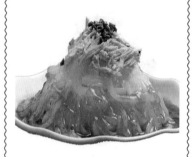

拌鸡丝凉粉

【原料】熟鸡脯肉 100 克，凉粉 2 张，黄瓜 100 克，香油 10 克。酱油、醋适量。

【制作】将凉粉切成宽 4 厘米的条。熟鸡脯肉顺丝切成细丝。黄瓜洗净切成丝。酱油、醋、香油放在一起调成三合油。将凉粉放入盘内，鸡丝、黄瓜丝对镶在凉粉上，浇上三合油。

【用法】佐餐食用。

【功效】补气滋阴。适用于高脂血症患者。

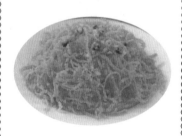

粉蒸胡萝卜丝

【原料】胡萝卜 500 克。淀粉、蒜、食盐、香油、葱各适量。

【制作】葱择洗干净，切成葱花。胡萝卜洗净，切成细丝，蒜去皮，捣成泥。胡萝卜丝拌上淀粉，上笼用武火蒸 3 分钟，取出冷却后抖散。将蒸好的胡萝卜丝加蒜泥、食盐、香油拌匀装盘，撒上葱花。

【用法】佐餐食用。

【功效】降糖降脂，明目。适用于高脂血症、夜盲症、眼干燥症患者。

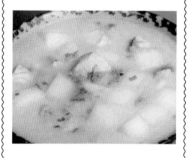

冬瓜煨草鱼

【原料】活草鱼 1 条（约 500 克），冬瓜 500 克。葱段、姜片、料酒、食盐、糖、醋、食用植物油各适量。

【制作】草鱼宰杀，整理清洗干净，改刀成块。冬瓜去皮、去籽，冲洗干净，切成小块。锅上火倒入油烧热，用文火将鱼块略煎至表面变色，然后烹入料酒，加入葱段、姜片、冬瓜、食盐、糖、醋和适量清水，用武火烧开，转文火炖至鱼熟。

【用法】佐餐食用。

【功效】平肝，祛风，开胃，健脾，利水，消肿。适用于肝阳上亢之头痛眼花、下肢水肿等症及高血压、高血压兼食欲缺乏、高脂血症等患者。

黑木耳炒卷心菜

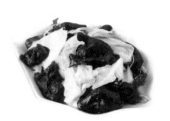

【原料】卷心菜 250 克，水发黑木耳 80 克。食用植物油、香油、食盐、酱油、糖、醋、湿淀粉各适量。

【制作】将卷心菜去老叶，洗净，撕成大片，沥干水分。将黑木耳洗净，控干水分。然后置炒锅于火上，放油烧热，放入卷心菜、黑木耳煸炒，再加入酱油、食盐、糖调味，入味后用湿淀粉勾芡，加入醋，淋上香油。

【用法】佐餐食用。

【功效】开胃健脾，活血化瘀。适用于高脂血症合并动脉粥样硬化患者。

金针菇炒鳝鱼丝

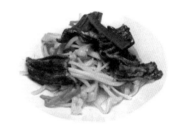

【原料】活黄鳝 400 克，金针菇 100 克。葱、姜汁、剁椒、胡椒粉、食盐、醋、料酒、淀粉、鲜汤、食用植物油各适量。

【制作】黄鳝切丝，加葱姜汁、食盐、料酒拌匀。金针菇去根切段。锅上火倒入油烧热，投入鳝鱼丝滑油至熟，倒漏勺沥油。锅中留少许底油，投入剁椒、金针菇煸炒，添少许鲜汤、食盐，勾薄芡，倒鳝鱼丝翻炒均匀，淋入少许醋、食用植物油，撒上胡椒粉，出锅装盘。

【用法】佐餐食用。

【功效】益气血，补虚损，降脂，降糖。适用于高脂血症、糖尿病等患者。

胡萝卜烧鱼丸

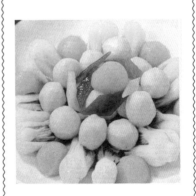

【原料】白鱼丸、胡萝卜各 100 克，油菜 300 克。姜、木耳（已泡发）各 5 克。食盐、食用植物油、糖、水淀粉各适量。

【制作】将胡萝卜洗净切球。油菜切成菜胆洗净，木耳洗净切片，姜去皮切片。将胡萝卜球加食盐煮透，油菜烫熟摆在碟周围。锅烧热下食用植物油，入姜片、木耳片、白鱼丸、煮过的胡萝卜球烧透，入食盐、糖，用水淀粉勾芡，起锅倒入菜胆中间。

【用法】佐餐食用。

【功效】降糖降脂。适用于高脂血症患者。

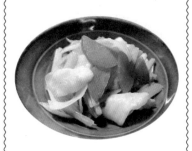

百合炒芹菜

【原料】芹菜500克，鲜百合200克，胡萝卜100克。食盐、糖、料酒、食用植物油、葱花、生姜末各适量。

【制作】芹菜放入开水锅中烫透捞出，切成约3厘米长的段。百合去杂质后洗净，剥成片状。胡萝卜切片。炒锅上火，放油烧热，下葱花、生姜末炝锅，随即倒入百合瓣、芹菜段、胡萝卜片继续煸炒透，烹入料酒，加入糖、食盐和清水少许，翻炒几下，出锅装盘。

【用法】佐餐食用。

【功效】滋阴润肺，降压调脂，养颜美容。适用于高血压、高脂血症患者。

盐水虾

【原料】鲜活小河虾300克。葱结、姜片、花椒、食盐、料酒各适量。

【制作】将河虾齐眼处逐个剪去虾须（虾太小时也可以不剪虾须），洗净泥沙。将姜片、葱结、花椒用洁净纱布包好。锅上火倒入适量清水烧开，放入包好的葱姜布包、虾、料酒，待烧开后，去污沫，捞出虾和布包，将虾装入碗中。原汤加入食盐，继续烧开并撇去浮沫，再倒入装虾的碗中。

【用法】佐餐食用。

【功效】增强人体免疫力。适用于高脂血症及有缺钙所致的腿抽筋等患者。

酱烧冬瓜条

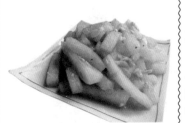

【原料】冬瓜400克。食用植物油、糖、酱油、葱、食盐、水淀粉各适量。

【制作】冬瓜切成条。葱洗净，切成末。炒锅置火上，加入适量食用植物油，武火烧至六成热，下入葱末爆香。倒入冬瓜条炒至断生，加食盐、酱油、糖和适量清水，烧至熟烂，用水淀粉勾芡，炒匀，出锅装盘。

【用法】佐餐食用。

【功效】减肥降脂，清热化痰。适用于高脂血症患者。

竹笋烧海参

【原料】水发海参 300 克，竹笋 100 克，鸡脯肉 60 克。葱段、姜丝、食盐、料酒、糖、酱油、水淀粉、食用植物油各适量。

【制作】海参洗净，竹笋切片，分别入沸水锅中微火煮约 1 分钟，捞出。鸡脯肉切片。锅上火倒入油烧热，投入葱、姜煸香，放海参、笋片、鸡肉片，加入食盐、料酒、糖、酱油，文火烧至海参、笋片入味，勾芡，起锅。

【用法】佐餐食用。

【功效】滋阴，清热，化痰。适用于头痛、咽干烦热等症及高脂血症、高血压等患者。

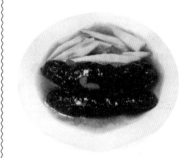

香菇烧淡菜

【原料】水发香菇片 60 克，水发淡菜 250 克，笋片 60 克。食用植物油、清汤、葱花、生姜末、料酒、食盐、五香粉、湿淀粉、香油各适量。

【制作】淡菜洗净，放入碗内，加清汤适量，上笼蒸透取出。将炒锅置于火上，加食用植物油烧至七成热，加葱花、生姜末煸炒出香，加清汤及香菇片、笋片、淡菜，烹入料酒，中火烧煮 10 分钟，加食盐、五香粉拌匀，入味后用湿淀粉勾芡，淋入香油。

【用法】佐餐食用，量随意。

【功效】益气健脾，补虚降脂。适用于高脂血症、冠心病患者。

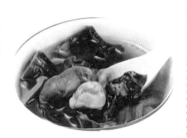

韭菜拌姬菇

【原料】嫩韭菜 100 克，姬菇 100 克。红辣椒、蒜、熟食用植物油、食盐、糖、香油各适量。

【制作】嫩韭菜洗净，切小段。姬菇洗净，红辣椒去籽，切小长条，蒜去皮，切末。锅内烧水，待水沸时先下入姬菇，再下韭菜段、红辣椒条余至刚熟，捞起，沥干水分。在碗内加入韭菜段、红辣椒条、姬菇、蒜末，调入熟食用植物油、食盐、糖、香油拌匀，摆入碟内。

【用法】佐餐食用。

【功效】降血压，降胆固醇。适用于高脂血症患者。

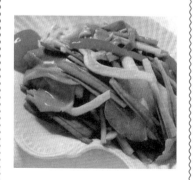

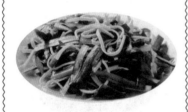

豆腐皮炒韭菜

【原料】豆腐皮150克，韭菜400克。食用植物油、食盐、糖、酱油各适量。

【制作】韭菜洗净，切段。豆腐皮洗净，切丝。炒锅置火上，放食用植物油烧热，放入豆腐皮丝，加食盐、糖、酱油，用文火慢慢翻炒5分钟，使豆腐皮丝完全吸收汤味道，再放入韭菜继续炒熟，出锅装盘。

【用法】佐餐食用。

【功效】散瘀活血，行气导滞。适用于高脂血症患者。

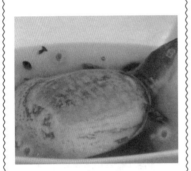

首乌黑豆炖甲鱼

【原料】活甲鱼1只（约600克），何首乌30克，黑豆60克。葱段、老姜片、胡椒粉、食盐、料酒、食用植物油各适量。

【制作】甲鱼处理干净，入沸水中烫去衣膜，取出整只炖煨。黑豆、何首乌洗净，何首乌切片。锅上火倒入油烧热，投入葱、姜煸香，放入甲鱼块煸炒片刻，烹入料酒，添加适量清水，武火烧开，撇去浮沫，转入砂锅中，加入黑豆、首乌、食盐，文火炖熟，出锅装汤碗，撒入胡椒粉。

【用法】佐餐食用。

【功效】滋阴养肾，降血压，降胆固醇。适用于高血压、高脂血症、冠心病等患者。

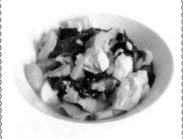

冬笋豆腐炖香菇

【原料】香菇150克，豆腐250克，冬笋片30克。鸡汤、绿菜叶、食盐、香油各适量。

【制作】先将豆腐切成小块，入沸水锅中焯一下捞出。再将香菇洗净，去蒂，沥去水分。将冬笋片入沸水锅中余后捞出。将汤锅置于武火上，加入鸡汤、香菇、冬笋片烧沸，再放入适量食盐、豆腐块和洗干净的绿菜叶，淋入香油，出锅装盘。

【用法】佐餐食用。

【功效】降低血脂，调节免疫功能。适用于高脂血症合并慢性肝炎患者。

鳝鱼肉炒平菇

【原料】鲜平菇 350 克，鳝鱼肉 200 克。料酒、食盐、大蒜末、食用植物油、酱油、湿淀粉、胡椒粉各适量。

【制作】将鳝鱼肉切成蝴蝶形片，平菇切厚片，将炒锅置于火上，用武火烧热后，加入适量食用植物油，烧至八成热时放入鳝鱼肉片，迅速熘熟，倒出沥油。原锅留底油烧热，下蒜末爆香，加料酒、食盐、酱油，湿淀粉勾芡，倒鳝鱼肉片、平菇片颠炒，淋熟油，撒胡椒粉。

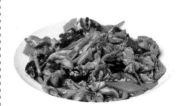

【用法】佐餐食用。

【功效】降低胆固醇。适用于高脂血症及高血压患者。

赤豆炖鲤鱼

【原料】鲤鱼 500 克，赤小豆 100 克。葱、姜、食盐、料酒、醋、胡椒粉、食用植物油各适量。

【制作】赤小豆用水浸泡后，放入锅中加清水煮熟待用。鲤鱼宰杀，去鳞、去鳃、除内脏，洗净沥水后，两面剖上花刀。锅上火烧热，用生姜擦锅后倒入油烧热，放入鲤鱼文火煎至两面上色时，烹入料酒，添加适量清水，加入葱姜、食盐烧沸，淋入几滴醋，再放入赤小豆，用文火煮约 15 分钟，出锅装汤碗，撒入胡椒粉。

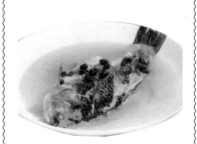

【用法】佐餐食用。

【功效】清热解毒，健脾益胃，减肥健美。适用于高脂血症、单纯性肥胖症患者。

木耳拌莲藕

【原料】黑木耳 50 克，莲藕 150 克。葱花、食盐、醋、食用植物油各适量。

【制作】将莲藕洗净，切片。黑木耳泡发，撕片。锅内加水煮沸，将黑木耳、藕片煮 1 分钟左右，捞出，放在碗内晾凉备用。将食盐、醋、食用植物油放入碗内，一起拌匀，撒葱花。

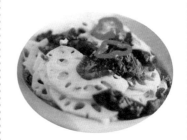

【用法】佐餐食用。

【功效】轻身强智，止血止痛，补血活血。适用于高脂血症患者。

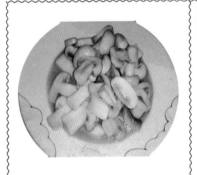

清炒蘑菇

【原料】蘑菇 450 克，葱末、食盐、香油各适量。

【制作】将蘑菇去根，洗净后切成片。炒锅内放水适量，烧沸后放入蘑菇片，待蘑菇煮熟后再加入食盐、葱末，淋入香油。

【用法】佐餐食用。

【功效】降低血脂，调节免疫功能。适用于高脂血症合并慢性肝炎患者。

清炖甲鱼

【原料】活甲鱼 1 只（约 600 克），红枣 3 个。葱段、老姜片、蒜片、胡椒粉、食盐、糖、料酒、食用植物油各适量。

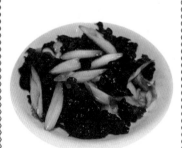

【制作】甲鱼宰杀，整理清洗干净，再入沸水中焯烫，取出冲洗干净，剁成大块。锅上火倒入油烧热，投入葱段、姜片、蒜片略煸，放入甲鱼，烹入料酒，加入适量清水以淹没鱼身为度，武火烧开，撇去浮沫，转入砂锅中，放入红枣、食盐、糖，用文火炖约 2 小时，出锅装汤碗，撒入胡椒粉。也可将甲鱼装入碗中，加入葱段、姜片、蒜片、红枣等，上蒸锅蒸熟，取出，撒上胡椒粉。

【用法】佐餐食用。

【功效】滋肝肾之阴，清虚劳之热。适用于高脂血症、高血压、结核病等患者。

葱烧黑木耳

【原料】黑木耳 30 克。大葱、食盐、酱油、淀粉、食用植物油各适量。

【制作】黑木耳泡发，放入沸水中汆熟。大葱择洗干净，切成细丝。锅中倒入食用植物油烧热，放入葱丝，炒出香味，加入烫好的黑木耳，翻炒几下。再加入酱油和食盐，出锅前淋入水淀粉勾芡。

【用法】佐餐食用。

【功效】养血驻颜。适用于高脂血症患者。

蒜香鸡块

【原料】卤鸡肉 500 克，蒜苗 60 克，红椒块 40 克，食盐 2 克，糖 2 克，辣椒油 4 毫升，料酒 10 毫升，食用植物油、姜片、蒜末各适量。

【制作】卤鸡肉斩块，蒜苗洗净切段。用油起锅，放蒜末、姜片爆香，倒入卤鸡块炒香。淋料酒，加食盐、糖调味，放红椒块、蒜苗段炒熟，加辣椒油翻炒匀。

【用法】佐餐食用。

【功效】温中益气，补虚填精，健脾胃，活血脉，强筋骨。适用于高脂血症患者。

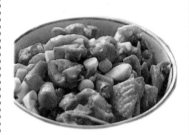

芦笋炒鸡丝

【原料】芦笋 150 克，鸡脯肉 75 克。蛋清、姜汁、食盐、料酒、糖、水淀粉、鲜汤、食用植物油各适量。

【制作】鸡脯肉切丝，加入姜汁、糖、食盐、料酒、蛋清、水淀粉拌匀。芦笋洗净切成丝。锅上火倒入油至五成热，下鸡肉丝滑油至肉丝呈乳白色时，倒入漏勺沥油。锅中留底油烧热，投入芦笋丝略煸炒，放入鲜汤烧开，再倒入过油的鸡丝炒匀，调味。

【用法】佐餐食用。

【功效】补虚损，强筋骨，降脂，降压。适用于高脂血症、高血压、冠心病等患者。

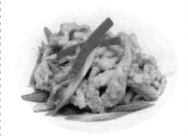

无油洋葱丝

【原料】洋葱 250 克。酱油、食盐各适量。

【制作】洋葱洗净，切丝。将洋葱丝放到锅里煸炒一下，不用放油，直接炒至洋葱变色出香味。加入酱油、食盐和少许水。以武火煮沸，文火稍煮，到洋葱丝软熟。

【用法】佐餐食用。

【功效】降脂，舒张血管。适用于高脂血症及高血压患者。

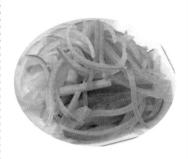

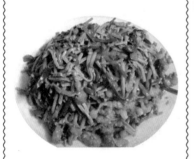

韭菜炒三丝

【原料】韭菜 250 克，豆腐干 200 克，猪肉丝 100 克。香油、花椒油、酱油、料酒、食盐、葱花、生姜末各适量。

【制作】豆腐干切丝，韭菜洗净，切成 3 厘米长的段，将香油放入锅内，加入肉丝煸炒，加葱花、生姜末、酱油、食盐、料酒搅拌，再加入豆腐丝、韭菜同炒，撒入花椒油。

【用法】佐餐食用。

【功效】健胃温阳，散瘀解毒。适用于高脂血症合并动脉粥样硬化患者。

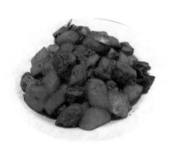

胡萝卜烧羊肉

【原料】羊腩肉 500 克，胡萝卜 200 克。葱段、姜片、花椒、干辣椒丝、胡椒粉、料酒、酱油、食盐、糖、香油、食用植物油各适量。

【制作】羊腩肉切块，放入沸水焯水，捞出沥水。胡萝卜切成滚刀块。锅上火倒入油烧热，投入葱段、姜片、花椒、辣椒丝煸香，下羊肉块炒制片刻，烹入料酒、酱油，添加清水没过羊肉，武火烧开转文火炖至羊肉八成熟，放入胡萝卜、食盐、糖继续炖至肉熟烂，撒入胡椒粉、淋入香油。

【用法】佐餐食用。

【功效】温补脾胃。适用于高脂血症、冠心病、肾阳不足且血脂偏高等患者。

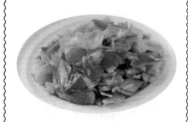

洋葱炒蛋

【原料】鸡蛋 2 只，火腿 80 克，洋葱 200 克。食用植物油、食盐、酱油、胡椒粉各适量。

【制作】把鸡蛋磕在碗里，加入食盐和胡椒粉打匀。洋葱洗净去皮，切成片。火腿切成细丝。炒锅置火上，加入适量食用植物油烧热，下入鸡蛋液，待成形时，铲出。下入洋葱片炒片刻，加食盐、酱油和火腿丝一起继续炒熟。下入成形的鸡蛋，翻炒 1 分钟，出锅装盘。

【用法】佐餐食用。

【功效】健胃润肠，解毒杀虫。适用于高脂血症患者。

土豆焖牛肉

【原料】牛肉 600 克，土豆 600 克，胡萝卜 600 克。青、红辣椒、葱、姜、青蒜、桂皮、料酒、老抽、豆瓣酱、食用植物油各适量。

【制作】牛肉切块。土豆、胡萝卜和青辣椒、红辣椒分别切滚刀块。锅内放水和牛肉，开锅后煮 2 分钟。捞出牛肉用热水冲去浮沫。锅内放牛肉和热水，下葱段、姜片、青蒜段、桂皮和红辣椒。煮沸后下料酒、老抽、豆瓣酱、食用植物油，文火焖 40 分钟。下土豆、胡萝卜和食盐焖 15 分钟，下青辣椒，炖 5 分钟。

【用法】佐餐食用。

【功效】和胃，调中，健脾，益气。适用于高脂血症、肾炎水肿患者。

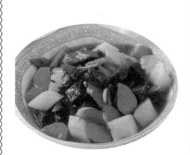

雨花虾仁

【原料】虾仁 250 克。雨花茶、蛋清、葱、姜汁、食盐、料酒、淀粉、食用植物油各适量。

【制作】虾仁加入葱姜汁、食盐、料酒、蛋清、淀粉拌匀上浆。雨花茶用水泡开。锅上火倒油烧热，投入浆好的虾仁滑油至熟，倒入漏勺沥油。锅中留底油，倒入虾仁、茶叶及泡茶的汁，翻炒，勾芡，淋油，出锅。

【用法】佐餐食用。

【功效】益气补血。适用于高脂血症患者。

酸菜炒肉丝

【原料】猪瘦肉 150 克，酸菜 200 克。红椒、姜丝、食盐、料酒、糖、湿淀粉、食用植物油各适量。

【制作】酸菜切丝，泡入食盐水中，再用清水冲洗 2~3 次。猪肉切丝，加入食盐、料酒、湿淀粉，拌匀上浆。锅上火，放油烧热至 105℃时，倒入肉丝滑油，待肉丝变色，捞出沥油。锅复上火，留少许底油烧热，下姜丝略煸，倒入酸菜丝、红椒丝煸炒，加食盐、糖，勾芡，倒入肉丝，颠翻淋油，起锅装盘。

【用法】佐餐食用。

【功效】降脂。适用于高脂血症患者。

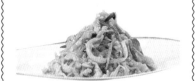

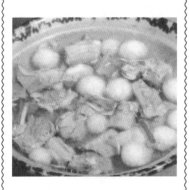

仔排煨瓜球

【原料】仔排骨 300 克，冬瓜 500 克，虾皮 10 克。生姜、葱、料酒、食盐各适量。

【制作】仔排骨剁成小块，放入沸水焯水，洗净。冬瓜挖成冬瓜球。虾皮洗净。砂锅中放入仔排、清水、生姜、葱，上火，烧沸后撇去浮沫，烹入料酒，加入虾皮，小火煨至排骨烂时，下冬瓜球、食盐，烧沸，待冬瓜球呈半透明时，加入葱段，离火。

【用法】佐餐食用。

【功效】减肥降脂。适用于高脂血症患者。

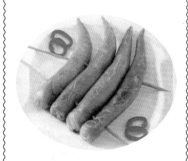

碳烤辣椒串

【原料】青辣椒 300 克。海鲜粉、五香粉、孜然粉、生抽、香油各适量。

【制作】把青辣椒去蒂，洗净，用竹签串好，裁切整齐备用。将青辣椒撒上香油，架在炭火上，边烤边压扁椒身，翻动烤至八成熟，撒上生抽、海鲜粉、五香粉、孜然粉。

【用法】佐餐食用。

【功效】温中散寒，健胃消食。适用于高脂血症患者。

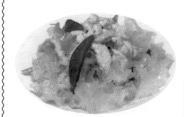

银耳炒肉丝

【原料】猪里脊肉 150 克，水发银耳 50 克、红椒 1 个。淀粉、蛋清、姜米、食盐、糖、料酒、胡椒粉、清汤、食用植物油各适量。

【制作】银耳撕成小朵，入沸水略煮，捞出沥水。猪里脊肉切丝，加食盐、料酒、蛋清、淀粉拌匀。红椒切丝。将食盐、糖、胡椒粉、清汤、水淀粉放入碗中，兑成芡汁。锅上火倒入油烧热，下肉丝滑油至熟，倒入漏勺沥油。锅中留少许底油，投入姜米炸香，下红椒丝、银耳略炒，倒入兑好的芡汁，烧沸后，倒入肉丝炒匀。

【用法】佐餐食用。

【功效】滋补润肺，化痰止咳，祛脂降压。适用于高血压、高脂血症等患者。

洋葱炒豆腐

【原料】洋葱 250 克，豆腐 450 克，青辣椒 50 克。花椒粉、大茴香、桂皮粉、湿淀粉、食用植物油、食盐、鸡汤、料酒、酱油、生姜各适量。

【制作】豆腐切块，炸成金黄色。将洋葱、青辣椒、生姜切条。置炒锅于火上，放油烧热，放入洋葱条、青辣椒条、大茴香、桂皮粉、生姜条、花椒粉和酱油炝锅，将炸好的豆腐块及料酒、鸡汤入锅内焖会后放入食盐，勾芡。

【用法】佐餐食用。

【功效】益气健脾，降脂，降压。适用于高脂血症合并冠心病患者。

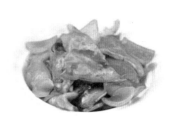

肉丝拌海蜇

【原料】猪里脊肉 100 克，海蜇皮 150 克。葱姜汁、蒜泥、食盐、料酒、酱油、醋、胡椒粉、淀粉、香油各适量。

【制作】海蜇皮切丝，清水泡 2~3 小时洗净挤干水分。猪里脊肉切丝，加葱姜汁、料酒及淀粉拌匀上浆。取小碗一只，放入酱油、蒜泥、食盐、醋、胡椒粉、香油，兑制成调味汁待用。将肉丝焯水至熟，捞出沥水。将海蜇丝垫在盘底肉丝放上，倒上调味汁，随吃随拌。

【用法】佐餐食用。

【功效】清热，养阴，生津。适用于糖尿病伴高血压、高脂血症等患者。

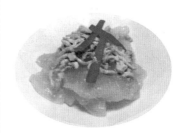

豆腐乳空心菜

【原料】空心菜 500 克，豆腐乳（白）30 克。蒜、姜、食用植物油、食盐、酱油、料酒、糖各适量。

【制作】空心菜洗干净，切成 5~6 厘米长度的断。大蒜去皮，切末。姜洗净，切末。豆腐乳捣碎。炒锅置火上，加入油烧热，下空心菜、蒜末、姜末，用武火翻炒片刻，加食盐、酱油、料酒、糖、豆腐乳，出锅装盘。

【用法】佐餐食用。

【功效】清热凉血，利尿除湿。适用于高脂血症患者。

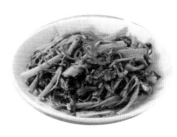

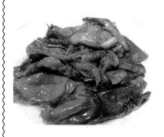

虎皮青椒

【原料】青辣椒 300 克。生抽、醋、食盐、糖、食用植物油各适量。

【制作】将青辣椒洗净，去蒂、籽（不怕辣可以不去籽）待用。炒锅不放油，放火上烧热 3 分钟，将青辣椒放入，煸炒至青辣椒表面变焦煳。待青辣椒变蔫，表面发白有焦糊点时，倒入食用植物油，翻炒，加入生抽和食盐翻炒，加入醋、糖，炒匀。

【用法】佐餐食用。

【功效】缓解疲劳，解热镇痛。适用于高脂血症患者。

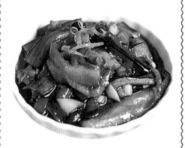

鱼香茄子

【原料】鲜嫩紫茄子 350 克，猪瘦肉 50 克。食用植物油、蒜、豆瓣酱、姜、葱、料酒、湿淀粉各适量。

【制作】将鲜嫩紫茄子去蒂后切成手指粗的条，猪肉洗净后切丝，备用。将炒锅置于火上，加入适量食用植物油烧至七成热时，加入肉丝煸炒，再加入大蒜泥、豆瓣酱炒至肉发红，倒入紫茄子条继续炒至皱皮，加入生姜丝、葱花、料酒，烧片刻，湿淀粉勾芡，淋香油。

【用法】佐餐食用，适量。

【功效】宽中活血，降脂，降压。适用于高脂血症合并冠心病患者。

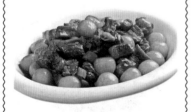

土豆烧牛肉

【原料】牛肉 400 克，土豆 200 克。生姜、葱、料酒、食盐、酱油、糖、食用植物油各适量。

【制作】牛肉切块，放入沸水焯水。土豆去皮切块，放油锅中焐熟。锅上火，放油烧热，放入生姜、葱，炸香，倒入牛肉煸炒，烹入料酒，加酱油、糖、食盐、清水，用武火烧 20 分钟，转文火烧至牛肉熟烂，放入土豆块烧至熟烂入味，起锅装盘，撒上葱段。

【用法】佐餐食用。

【功效】补中益气，滋养脾胃。适用于高脂血症患者。

橄榄油蒸茄子

【原料】茄子 500 克，青椒 250 克，西红柿 120 克，洋葱 50 克，蒜瓣 25 克，橄榄油 70 毫升。食盐、酱油、醋各适量。

【制作】将洋葱、西红柿、青椒都洗净，切丁。茄子洗净，开背花。锅内放入橄榄油烧热，放入蒜瓣炒黄后加入茄子，炒至皮色油亮后捞出。另起锅，放入切好的洋葱丁、青椒丁、西红柿丁，加食盐调味。稍后放入茄子，加盖焖熟，加少许酱油和醋。

【用法】佐餐食用。

【功效】降脂，降压。适用于高脂血症患者。

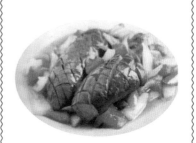

香干拌芹菜叶

【原料】鲜嫩芹菜叶 450 克，香干 150 克。糖、食盐、香油、辣酱油各适量。

【制作】先将鲜嫩芹菜叶择洗干净，放入沸水锅中焯一下，捞出过凉，沥干水分。再将香干放入沸水锅中焯一下，捞出晾凉，切成绿豆大小的丁，放入大碗内。将芹菜叶切成碎末，放入香干碗内，撒上食盐、糖拌匀，稍腌，放入盘内，淋上辣酱油、香油拌匀。

【用法】佐餐食用。

【功效】益肝健脾，平肝降压。适用于高脂血症合并高血压患者。

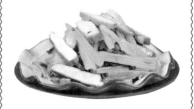

香菇菜心

【原料】菜心 10 棵，香菇 200 克。食盐、酱油、糖、香油、湿淀粉、食用植物油各适量。

【制作】菜心洗净。香菇去蒂洗净，批成片待用。锅上火，放油烧热，放入菜心煸炒，炒熟，装盘中，呈放射状。锅复上火，留底油，下香菇、酱油、糖、清水、食盐烧透入味，用湿淀粉勾芡，淋香油，装在菜心中央。

【用法】佐餐食用。

【功效】促进血液循环。适用于高脂血症患者。

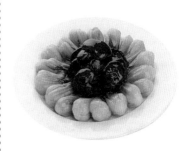

蒜香茄子

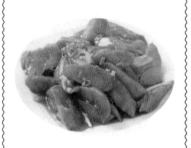

【原料】茄子 500 克。蒜、香菜、葱、姜末、食用植物油、酱油、糖、食盐、料酒、辣椒粉各适量。

【制作】将茄子切成块状。蒜去皮，切成片。香菜切段，葱切花。炒锅置火上，加入适量食用植物油烧热，下入蒜片、葱花、姜末爆香，倒入茄子翻炒至软熟，加酱油、糖、食盐、料酒，炒至茄子熟透。用武火收浓汤汁，放入香菜，撒上辣椒粉，翻匀，出锅装盘。

【用法】佐餐食用。

【功效】散血祛瘀，消肿止痛。适用于高脂血症患者。

海带炖鸭肉

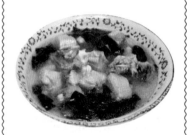

【原料】光鸭 500 克，水发海带 100 克。葱段、姜片、料酒、食盐、鲜汤、食用植物油各适量。

【制作】光鸭剁成块，放入沸水中焯烫一下，捞出沥水。海带冲洗干净，切成条待用。锅上火倒入油烧热，投入葱、姜炸香，倒入鸭块炒干表面水分，烹入料酒，再转入砂锅中，添加适量清水和鲜汤烧开，用文火炖至鸭肉七成熟时，放入海带、食盐，继续炖至鸭肉熟烂入味时，调味。

【用法】佐餐食用。

【功效】补阴抑阳，降血压，降血脂。适用于高血压、高脂血症、血管硬化等患者。

三鲜冬瓜

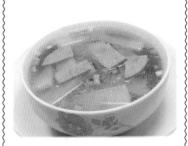

【原料】冬瓜 500 克，熟火腿 30 克，冬笋 25 克，蘑菇 25 克，葱花 5 克。食盐、料酒、胡椒粉、湿淀粉、食用植物油各适量。

【制作】冬瓜切成方块，入沸水焯至刚熟捞起。熟火腿、冬笋、蘑菇分别切薄片待用。锅上火，放油烧热，放入冬瓜、火腿、蘑菇、冬笋煽炒片刻，加入食盐、料酒、胡椒粉，烧透入味，用湿淀粉勾芡，撒上葱花，起锅装盘。

【用法】佐餐食用。

【功效】减肥降脂。适用于高脂血症患者。

黄芪炖鹌鹑

【原料】鹌鹑2只，黄芪20克。葱段、姜片、食盐、料酒、胡椒粉、食用植物油各适量。

【制作】鹌鹑洗涤干净。黄芪切薄片，装入鹌鹑腹中待用。锅上火倒油烧热，投入葱段、姜片煸香，放入鹌鹑，烹入料酒，加入适量清水，用武火烧开，转文火炖至鹌鹑肉熟烂，加入食盐、胡椒粉调味，出锅装汤碗。

【用法】佐餐食用。

【功效】益气补脾，利水消肿。适用于高脂血症患者。

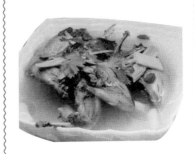

酱爆茄子

【原料】嫩茄子500克，食用植物油、生姜末、酱油、糖、香菜、鸡汤、食盐、香油各适量。

【制作】茄子切块。置炒锅于火上，放入油烧至六成热，下入茄子块炸至金黄色。在炒锅内留油少许，投入生姜末、酱油、糖、食盐、鸡汤，用文火烧入味，将汁收浓取出，晾凉后浇在茄子上，撒入少许香菜段，淋香油。

【用法】佐餐食用，每次适量。

【功效】醒脾开胃，活血降脂。适用于高脂血症合并慢性胃炎或冠心病患者。

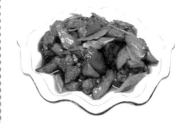

大蒜海蜇拌西芹

【原料】海蜇皮、西芹各150克，胡萝卜50克，大蒜30克。醋、食盐、香油各适量。

【制作】将水发海蜇皮用冷水冲洗去食盐成分，再放入沸水中浸泡30分钟左右，洗净，沥去水分，切成均匀的丝。西芹切段，胡萝卜切丝，大蒜剁成蓉。锅内放入清水煮沸，下入西芹段、胡萝卜丝煮沸，焯至刚熟捞出，放入冷水中投凉捞出，沥去水分。将海蜇丝放入容器内，加入西芹段、胡萝卜丝、蒜蓉、醋、食盐、香油拌匀，装盘。

【用法】佐餐食用。

【功效】清热解毒，润肠消积，降胆固醇。适用于高脂血症患者。

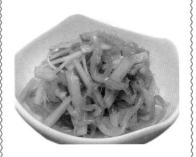

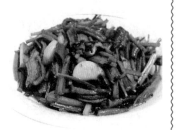

鳝鱼芹菜炒翠衣

【原料】鳝鱼约150克，西瓜翠衣120克，芹菜100克。葱段、生姜丝、蒜片、醋、食盐、香油各适量。

【制作】将鳝鱼洗净切段。西瓜翠衣切成条状。芹菜切段，入沸水中焯一下捞起。后起香油锅，待油热后倒入鳝鱼段，炒至半熟时入西瓜翠衣、芹菜段及葱段、姜丝、蒜片，翻炒至将熟，入醋、食盐，炒至鳝鱼熟。

【用法】每日1~2次，佐餐食用。

【功效】化痰，平肝降压，活血降脂。适用于高脂血症、高血压患者。

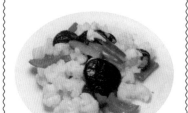

香菇炒菜花

【原料】菜花250克，水发香菇100克。葱、姜片、食盐、水淀粉、食用植物油各适量。

【制作】菜花掰成小朵，洗净，入沸水中焯透，沥水待用。香菇去蒂，洗净，用刀批成薄片。锅上火倒入油烧热，投入葱段、姜片煸香，下香菇略炒，加入食盐烧开，取出葱、姜，再放入菜花烧至入味，用水淀粉勾芡，起锅装盘。

【用法】佐餐食用。

【功效】生津止渴。适用于高脂血症、动脉硬化及糖尿病等患者。

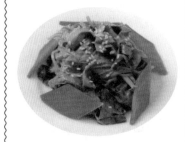

香麻芹菜叶

【原料】芹菜叶300克，胡萝卜50克，芝麻25克。蒜末、陈醋、食盐、香油各适量。

【制作】将芹菜叶洗净，沥去水。胡萝卜切成菱形片。芝麻洗净，沥去水，下入烧热的锅中炒香，出锅倒在案板上，用木杖擀碎。锅内放入清水煮沸，分别下入胡萝卜、芹菜叶煮沸，烫透捞出，放入冷水中投凉捞出，挤去水。将芹菜叶、胡萝卜放入容器内，调入香油、芝麻、蒜末、陈醋、食盐拌匀，装盘。

【用法】佐餐食用。

【功效】清热除烦，平肝，利水消肿。适用于高脂血症患者。

天麻炖白鸽

【原料】天麻、川贝母、远志各 10 克，牛膝 15克，石菖蒲、川芎各 12 克，白鸽 1 只，芹菜 200 克。大葱、生姜、食盐各适量。

【制作】将牛膝、石菖蒲、川芎、川贝母、远志放入纱布袋中。白鸽切块，芹菜、大葱切段。天麻、生姜切片。把药袋、白鸽肉块一同放入锅中，加入清水，加入葱段及天麻片、生姜片，武火煮沸后，用文火慢炖白鸽肉快熟时，加芹菜，炖至鸽肉熟烂，捞出药袋，加食盐。

【用法】每日 1 次，肉、汤及天麻片、芹菜皆食。

【功效】祛风化痰，平肝养肝，宣窍通络，活血降脂。适用于高脂血症患者。

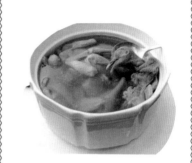

葱白冬瓜炆鲤鱼

【原料】活鲤鱼 300 克，冬瓜 250 克。葱白、姜片、料酒、食盐、食用植物油各适量。

【制作】鲤鱼收拾洗净，沥干水分后两面剞上花刀。冬瓜洗净后切片，葱白切段。锅上火烧热，用生姜擦锅后倒入油烧热，放入鱼文火炸至金黄色时出锅。锅中留少许底油烧热，投入葱段、姜片煸香，烹入料酒，放入鲤鱼、冬瓜片，加入适量清水和少许食盐，烧开后转文火炖至入味，出锅装汤碗。

【用法】佐餐食用。

【功效】健脾，利水，消肿。适用于有心源性水肿、肾性水肿症状及高脂血症患者。

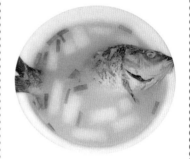

清炒百合黄瓜

【原料】鲜百合 80 克，黄瓜 100 克。食用植物油、食盐各适量。

【制作】黄瓜去皮后，切成大小一致的薄片。鲜百合洗干净，掰开成小片。锅内放食用植物油烧热，然后倒入鲜百合片，稍微炒一下。放入黄瓜，用武火爆炒，调入食盐，翻炒均匀。

【用法】佐餐食用。

【功效】养阴润肺，清心安神。适用于高脂血症患者。

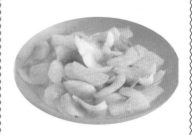

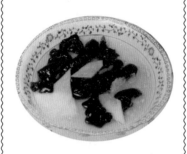

冬瓜烧海参

【原料】冬瓜 300 克，水发海参 2 只，猪里脊肉 100 克。葱段、姜丝、食盐、料酒、糖、鲜汤、水淀粉、食用植物油各适量。

【制作】海参切片，入沸水微火煮约 1 分钟，捞出。冬瓜切片。猪里脊肉洗净，切成薄片。锅上火倒入油烧热，下葱、姜煸香，再下肉片略煸，烹入料酒，加入鲜汤，放入海参、冬瓜、食盐、糖烧制，文火烧至肉熟、海参和冬瓜入味，调好口味，勾芡，起锅装盘。

【用法】佐餐食用。

【功效】益肾养血，润燥清热。适用于高脂血症、高血压、肾虚等患者。

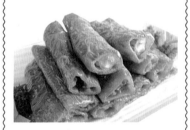

醋熘青椒

【原料】青椒 350 克，香油 6 克，食盐 4 克，醋 25 克，菜籽油 50 克。

【制作】先将青椒去蒂、去籽，洗净，切成大块，沥干水分。将炒锅置于文火上烧热，放入青椒干煸至皱皮并显现焦斑时，倒入菜子油炒至干香，再加入食盐炒匀起锅，放入盘内，再淋入香油、醋拌匀。

【用法】佐餐食用。

【功效】降脂减肥，消食化积。适用于高脂血症患者。

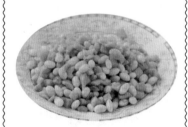

萝卜干焖黄豆

【原料】萝卜干 200 克，黄豆 500 克。食用植物油、酱油、糖、食盐、料酒各适量。

【制作】萝卜干洗净，切丁。黄豆洗净。炒锅置火上，加入适量食用植物油烧热，下入萝卜干丁，煸炒 1 分钟后盛入盘内。另起锅，加入适量食用植物油烧热，下入黄豆煸炒，加料酒，再加食盐、酱油、糖焖熟，加炒熟的萝卜干丁调味。

【用法】佐餐食用。

【功效】健脾宽中，润燥消水，清热解毒。适用于高脂血症患者。

萝卜烧带鱼

【原料】带鱼400克，萝卜150克。葱段、姜片、食盐、糖、醋、料酒、酱油、淀粉、食用植物油各适量。

【制作】带鱼斩头去尾切段，加食盐、料酒略腌，拍干淀粉。萝卜切丝。锅上火倒入油至七成热，投入带鱼炸至表面呈金黄色时，倒入漏勺沥油。锅中留少许底油，投入葱段、姜片煸香，放入炸好的带鱼，烹入料酒、酱油，加入少许食盐、糖、醋，放萝卜丝，加清水武火烧开，转中火烧至汤汁浓稠时，出锅装盘。

【用法】佐餐食用。

【功效】补心通脉，降脂散瘀。适用于各种类型的高脂血症患者。

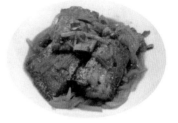

大蒜炒香菇

【原料】大蒜120克，鲜香菇250克。食盐、料酒、食用植物油各适量。

【制作】将全部用料洗净，将大蒜切段，香菇切片，一起放入油锅中爆炒，将熟时调入食盐、料酒，再翻炒片刻。

【用法】佐餐食用。

【功效】祛脂降压，温阳散寒。适用于高脂血症合并高血压患者。

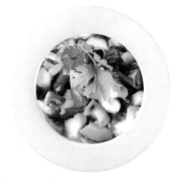

千丝豆腐

【原料】千张50克，胡萝卜10克，嫩豆腐150克，鸡肉10克。红椒、姜、香菜、食用植物油、食盐、香油、鸡汤、水淀粉、香橙片各适量。

【制作】嫩豆腐切块。千张、胡萝卜切细丝。姜切末，鸡肉、红椒切成粒。烧锅下食用植物油，下千张丝、胡萝卜丝、红椒粒、食盐炒透。另起锅下油，下姜末、鸡肉粒煸炒至刚熟时加入鸡汤，放豆腐，加食盐，文火煮3分钟，水淀粉勾芡，淋香油，和千张丝、胡萝卜丝、红椒粒一起入碟，撒香菜，香橙片围边。

【用法】佐餐食用。

【功效】清热润肺，止咳消痰。适用于高脂血症患者。

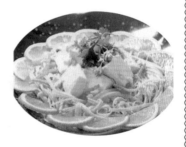

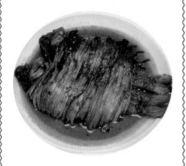

葱烧鲫鱼

【原料】活鲫鱼 2 条（750 克），小葱 250 克。食盐、料酒、糖、酱油、醋、姜片、食用植物油各适量。

【制作】鲫鱼处理洗净，用刀在鱼两侧剞上刀纹，用料酒、食盐腌制。葱切 2 段。锅上火，放油烧热，放入鲫鱼煎至两面微黄，下葱段、姜片略煎，烹料酒，加酱油、糖、食盐、清水烧开，转文火慢烧至汁稠，滴醋。

【用法】佐餐食用。

【功效】补脾开胃，利水除湿。适用于高脂血症患者。

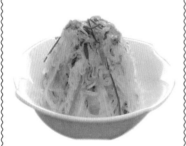

银丝海蜇皮

【原料】海蜇皮 200 克，白萝卜 150 克。葱花、食盐、糖、醋、酱油、香油各适量。

【制作】海蜇皮切丝，经清水浸泡、漂去咸味，挤干水分。白萝卜洗净、去皮，切成火柴棒粗细的丝，加入少许食盐腌渍片刻，稍挤去水分，与海蜇丝拌在一起。将葱花放入大碗中。锅上火倒入油烧热，倒在碗中炸成葱油，再加入食盐、糖、醋、酱油、香油与海蜇丝、萝卜丝一起拌匀，装入盘中。

【用法】佐餐食用。

【功效】健脾养胃，顺气化痰。适用于高脂血症、缺碘型甲状腺肿大等患者。

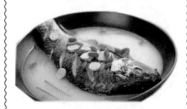

浓汁鲤鱼

【原料】鲤鱼 500 克，牛奶 15 毫升，鸡腿菇 15 克。枸杞子、葱、姜、食用植物油、食盐、料酒、清汤、胡椒粉各适量。

【制作】鲤鱼处理干净。姜切丝，鸡腿菇切片，枸杞洗干净，葱切段。锅内加入油，下鲤鱼煎至两面稍黄，入料酒，下姜丝，注清汤，中火煮沸。焖至汤汁稍白时加鸡腿菇片、枸杞子、葱段、食盐、胡椒粉、牛奶，焖透。

【用法】佐餐食用。

【功效】补脾健胃，利水消肿。适用于高脂血症、动脉硬化、冠心病患者。

洋葱烧牛肉

【原料】牛腩肉 500 克，洋葱 150 克。葱段、姜片、八角、料酒、酱油、食盐、糖、食用植物油各适量。

【制作】牛腩肉切块，入沸水中焯烫一下，漂洗去血水。洋葱横切成片。锅上火倒入油烧热，投入葱段、姜片、八角煸香，下牛肉块煸炒片刻，烹料酒，加清水武火烧开，转文火炖至七成熟，加食盐、糖、酱油烧至牛肉熟时，倒洋葱烧约 5 分钟，出锅装盘。

【用法】佐餐食用。

【功效】补益气血，暖腰膝，降脂，强筋骨。适用于老年人高血压、高脂血症、动脉硬化、冠心病等患者。

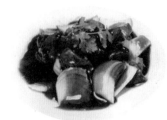

蒜薹炒肉丝

【原料】蒜薹 100 克，猪瘦肉 300 克。食用植物油、食盐、水淀粉、香油、红辣椒、姜各适量。

【制作】将蒜薹洗净切成段。猪瘦肉、红辣椒切成中丝。姜去皮切成丝。锅内烧热食用植物油，下入姜丝、蒜薹，用中火炒至五成熟。再加入猪瘦肉丝，炒匀。加入红辣椒丝，调入食盐，用中火炒至入味而熟，下水淀粉勾芡，淋入香油，出锅入盘。

【用法】佐餐食用。

【功效】温中下气，补虚。适用于高脂血症患者。

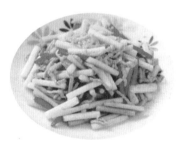

素炒洋葱丝

【原料】洋葱 350 克，食用植物油、酱油、醋、食盐各适量。

【制作】将洋葱洗净，切成细丝，备用。置炒锅于火上，加食用植物油适量，用武火烧至八成热时，放入洋葱丝翻炒，加入酱油、醋、食盐，拌炒均匀。

【用法】佐餐食用。

【功效】降血脂，降血压。适用于高脂血症合并高血压患者。

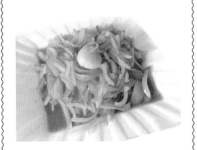

口蘑炖豆腐

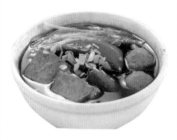

【原料】豆腐 300 克，鲜口蘑 100 克，笋片 25 克，虾米少许。葱花、姜米、食盐、料酒、素汤（香菇蒂、黄豆芽等熬成的汁）、水淀粉、食用植物油各适量。

【制作】豆腐切片，放入沸水中煮焯后捞出沥水。鲜口蘑入沸水中焯烫一下，沥水后切成片。锅上火倒入油烧热，下姜米、口蘑片略炒，烹入料酒，添加适量素汤武火烧开，放入豆腐、笋片、虾米、食盐，转文火炖约 10 分钟，用水淀粉勾芡，撒上葱花，出锅。

【用法】佐餐食用。

【功效】补益气血，健脾开胃。适用于高脂血症、动脉硬化、冠心病、慢性胃炎等患者。

西红柿拌芦荟

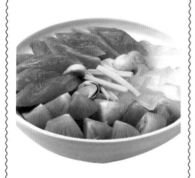

【原料】西红柿 250 克，芦荟 100 克。香菜、葱、香油、酱油各适量。

【制作】把西红柿洗净，去掉果蒂后，切成小块。把芦荟肉取出，在开水中煮 3~5 分钟捞出，把芦荟肉切成小块，铺在西红柿上。将香油、酱油和葱兑成汁，浇在芦荟肉上面，用香菜装饰。

【用法】佐餐食用。

【功效】减肥瘦身，消除疲劳。适用于高脂血症患者。

土豆烧鸡块

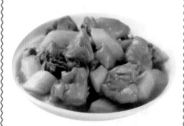

【原料】鸡块 400 克，土豆 200 克，食盐 2 克。八角、花椒、姜片、蒜末。料酒、生抽、蚝油、水淀粉、食用植物油各适量。

【制作】土豆洗净去皮切块，鸡块洗净余水。用油起锅，放蒜末、姜片，倒入八角、花椒，放鸡块翻炒，放料酒、生抽、蚝油、土豆块翻炒，加食盐、水拌匀，文火焖熟，用水淀粉勾芡。

【用法】佐餐食用。

【功效】益气，补精，添髓。适用于高脂血症患者。

第四节 汤 肴 方

汤肴是以肉类、禽蛋类、水产类以及蔬菜类食材为主料（有的汤加入一定量的药物），经煎煮浓缩而制成的汤液。

南瓜海带汤

【原料】猪瘦肉 200 克，南瓜、龙骨各 300 克，海带 100 克。老姜、食盐各适量。

【制作】将龙骨、猪瘦肉斩件。海带洗净，南瓜去皮、去籽，洗净切块。将龙骨、猪瘦肉用沸水滚去表面血渍，倒出洗净。用瓦煲装水，武火煲滚后放入龙骨、猪瘦肉、海带、南瓜块、老姜，煲 2 小时后调入食盐。

【用法】佐餐食用。

【功效】清热除湿，驱虫。适用于高脂血症患者。

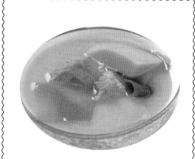

萝卜紫菜汤

【原料】萝卜 200 克，紫菜 30 克。葱花、陈皮丝、食盐、料酒、食用植物油各适量。

【制作】萝卜洗净，切成片或较粗的丝。紫菜用水浸泡后洗净，待用。锅上火倒入油烧热，投入萝卜丝略炒，添加适量开水烧沸，再下紫菜、陈皮丝继续烧沸，加入料酒、食盐略煮，撒入葱花。

【用法】佐餐食用。

【功效】益阴清热，解毒软坚，降脂，降压。适用于脓肿型颈淋巴结核、高脂血症等患者。

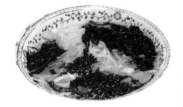

冬瓜荷叶脊骨汤

【原料】猪脊骨 300 克，冬瓜 500 克，荷叶 1 张，猪瘦肉 150 克，莲子 50 克。姜、食盐各适量。

【制作】猪脊骨、猪瘦肉斩件。冬瓜去核后连皮切件。荷叶洗净，姜去皮。砂锅内放适量清水煮沸，放入猪脊骨、猪瘦肉，汆去血渍，倒出，用温水洗净。砂锅装适量清水，武火煲沸后，放入猪脊骨、猪瘦肉、冬瓜、荷叶、姜、莲子，煲 2 小时，调入食盐。

【用法】佐餐食用。

【功效】清热解暑，利尿除湿，生津止渴。适用于高脂血症患者。

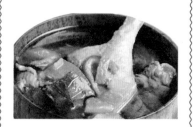

牡蛎鸡蛋汤

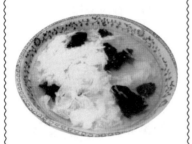

【原料】牡蛎肉 100 克，鸡蛋 1 只，黑木耳 50 克。姜末、食盐、料酒、香油各适量。

【制作】将牡蛎肉洗净泥沙，沥水待用。鸡蛋磕入碗中，加入料酒搅匀。锅上火倒入油烧热，投入姜末炸香，下牡蛎肉略炒，烹入料酒，添加适量开水烧沸，加入黑木耳，倒入鸡蛋液搅匀，烧沸，加入食盐调味，淋入香油，起锅装汤碗。

【用法】佐餐食用。

【功效】滋阴，养血，降脂，护肝。适用于高脂血症、高血压、慢性肝炎等患者。

冬菇白木耳瘦肉汤

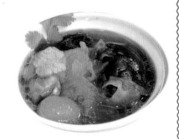

【原料】猪瘦肉 100 克，冬菇 60 克，白木耳 20 克，调料适量。

【制作】先将冬菇浸软，洗净，剪去冬菇脚备用。将白木耳浸软，洗净，除去蒂部杂质备用。将瘦猪肉洗净，用沸水焯过，与上述备料一起放入锅内，加入适量清水，用文火煮 1~2 小时，汤成调味后食用。

【用法】每日早、晚餐食用。

【功效】养阴益胃，润燥生津。适用于高脂血症气阴两虚患者。

山楂麦芽芡实汤

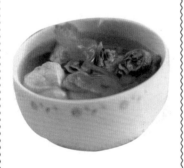

【原料】山楂 25 克，麦芽 15 克，芡实 10 克。红糖适量。

【制作】将山楂、麦芽、芡实洗净后一起放入煲内，加入适量清水，煲约 1 小时，至芡实熟烂。趁热加入红糖，搅拌至溶化。

【用法】佐餐食用。

【功效】化积解热，降脂。适用于高脂血症患者。

南瓜薏苡仁汤

【原料】南瓜 250 克，薏苡仁 30 克，黑木耳 50克。食盐、食用植物油各适量。

【制作】将南瓜去皮及瓤，冲洗干净，切成小块。薏苡仁冲洗干净，用水浸泡待用。黑木耳用水泡发。锅上火添加适量水，放入薏苡仁武火烧开，改用文火煨至薏苡仁要开花时，放入南瓜煮熟，再加入黑木耳、食盐、食用植物油调味。

【用法】佐餐食用。

【功效】减肥消脂，降低尿酸。适用于痛风、高脂血症患者。

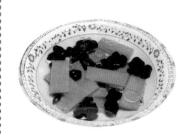

冬瓜海带淡菜汤

【原料】冬瓜 400 克，淡菜 100 克，水发海带 200克。食用植物油、食盐各适量。

【制作】水发海带切片。冬瓜去皮及籽，洗净切块。淡菜泡软。锅内放食用植物油烧热，放冬瓜、海带片煸炒 2 分钟，加水煮 30 分钟，再放淡菜煮 15 分钟，加食盐调味。

【用法】佐餐食用。

【功效】减肥降脂，利尿消肿，补肝肾。适用于高脂血症患者。

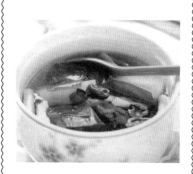

番茄汤

【原料】番茄 150 克，海带 15 克，香菇 15 克，木耳 15 克。食用植物油、葱花、生姜丝、清汤、食盐、五香粉、香油各适量。

【制作】海带切菱形片。香菇切丝，木耳撕成小片，同放入碗中。番茄切片。炒锅置火上，加食用植物油，武火烧至七成热时，加葱花、生姜丝，煸炒出香，加入番茄片煸透，再加清汤煮沸，投海带片、香菇丝、木耳碎片，文火煨煮 15 分钟，加食盐、五香粉，淋入香油。

【用法】佐餐食用。

【功效】益气补虚，通脉散瘀，降血脂。适用于高脂血症、高血压患者。

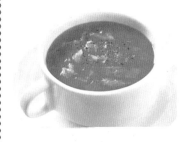

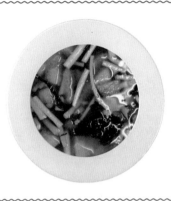

冬瓜芦笋紫菜汤

【原料】冬瓜、芦笋各 250 克，紫菜 50 克。葱段、生姜末、食盐、香油各适量。

【制作】先将冬瓜、芦笋加水煮沸，再放入紫菜、葱段、生姜末、食盐稍煮，加入香油搅匀。

【用法】每日 1 次，随量食菜饮汤。

【功效】化湿泄浊，降低血脂。适用于高脂血症患者。

香菇冬瓜汤

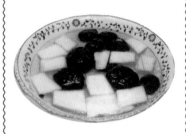

【原料】鲜香菇 50 克，冬瓜 300 克。葱段、姜片、食盐、料酒、鲜汤、食用植物油各适量。

【制作】冬瓜去皮、籽洗净，切成块。香菇去蒂，洗净，改刀成片。锅上火倒入油烧热，投入葱段、姜片煸香，下香菇略煸炒，再下冬瓜翻炒几下，烹入料酒，添加适量清水和鲜汤烧开，用文火煮约 10 分钟，加入食盐调味。

【用法】佐餐食用。

【功效】补脾益胃，益肝利水，降脂。适用于高脂血症、冠心病、动脉硬化、糖尿病患者。

海带豆腐鱼片汤

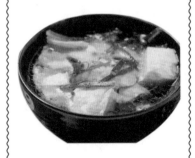

【原料】鱼肉 250 克，山药 50 克。水发海带、豆腐、葱花、胡椒粉、食盐各适量。

【制作】山药洗净，研成粉末。豆腐切块，水发海带切丝，鱼肉洗净，切片。锅中加适量清水，放入海带丝、山药粉、豆腐块，武火煮沸。放入鱼片，煮熟后加入葱花、胡椒粉、食盐等调味。

【用法】佐餐食用。

【功效】降血脂，降血糖，调节免疫功能。适用于高脂血症患者。

香菇粉丝汤

【原料】鲜香菇 100 克，猪瘦肉 60 克，绿豆粉丝 100 克。葱花、姜米、食盐、糖、胡椒粉、酱油、料酒、水淀粉、清汤、香油、食用植物油各适量。

【制作】香菇切片。猪瘦肉切丝。锅上火倒入油烧热，下姜米煸香，投入肉丝略炒，烹料酒，略煮，用碗盛起。锅中添加少许底油，下香菇煸炒片刻，加适量清汤，加食盐、糖烧沸后，放肉丝、粉丝，加酱油、胡椒粉、烧沸，水淀粉勾芡，撒葱花，淋香油。

【用法】佐餐食用。

【功效】补中益气，祛脂降压。适用于高脂血症、高血压等患者。

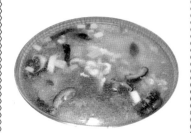

苦瓜豆腐汤

【原料】苦瓜 350 克，瘦猪肉 60 克，豆腐 120 克。食盐、酱油、湿淀粉、香油、食用植物油各适量。

【制作】先将猪肉洗净剁成碎末，加入湿淀粉调匀。再将苦瓜洗净切片，将豆腐洗净切块，将炒锅置于火上，放入食用植物油烧热，再放入肉末滑散，再加入苦瓜片翻炒几下，再放入豆腐块，加入食盐、酱油调味后加水煮沸，用少许湿淀粉勾芡，再淋上香油。

【用法】每日早、晚餐食用。

【功效】清热利胆，降血脂。适用于高脂血症合并胆囊炎患者。

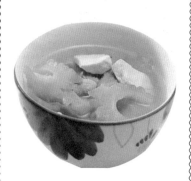

荷叶冬瓜扁豆汤

【原料】鲜荷叶 100 克，冬瓜 500 克，扁豆 25 克，赤小豆 50 克。

【制作】将鲜荷叶洗净，切大块。冬瓜洗净，连皮切块。扁豆、赤小豆洗净。将扁豆、赤小豆、荷叶块、冬瓜块一起放入锅内，加入适量清水，煲成浓汤。

【用法】佐餐食用。

【功效】解暑清热，祛湿利尿，生津止渴，消滞开胃。适用于高脂血症患者。

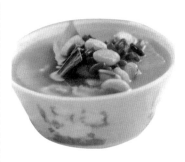

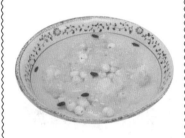

银耳莲子汤

【原料】水发银耳100克，新鲜莲子100克，冰糖适量。

【制作】将银耳去除根蒂，洗净，撕成小朵，放入砂锅中添加适量清水，武火烧开后，转文火炖约30分钟，再加入洗净的莲子仁（去除莲子心）、冰糖，继续炖约5分钟。

【用法】佐餐食用。

【功效】滋补，清热，降压，降脂。适用于高血压、高脂血症患者。

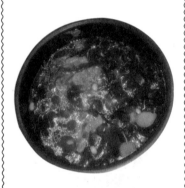

海带黄豆汤

【原料】水发海带120克，黄豆150克。食盐、八角、茴香各适量。

【制作】将水发海带洗净后切成丝，备用。将黄豆拣杂洗净后放入清水锅中，加入八角1~2瓣，茴香适量煮至黄豆将熟，再将海带丝放入并且加入适量食盐，一起煮至海带、黄豆熟透。

【用法】佐餐，喝汤吃海带、黄豆，当日吃完。

【功效】清热平肝，软坚化痰。适用于湿热内蕴，气血瘀滞型高脂血症患者。

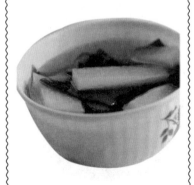

蒲黄萝卜海带汤

【原料】白萝卜250克，海带20克，蒲黄5克。生姜、香油、食盐各适量。

【制作】将海带洗净，切块。白萝卜洗净切块。蒲黄放入纱布袋，扎好。生姜洗净切片。将白萝卜块、海带块、生姜片一起放入锅中，加入适量清水，武火煮沸后加入用纱布包裹的蒲黄，改用文火煮30分钟。取出纱布袋，淋入香油，加少许食盐。

【用法】佐餐食用。

【功效】活血祛瘀，宽中下气，消食化痰。适用于高脂血症患者。

木瓜莲藕栗子汤

【原料】木瓜 150 克，莲藕 100 克，板栗 100 克，葡萄干 20 克，冰糖少许。

【制作】洗净的莲藕切成块。板栗去皮洗净，切块。木瓜切块。砂锅中加入清水烧开，倒入备好的板栗块、莲藕块和葡萄干，加盖煮沸后转文火煮 20 分钟，至食材熟软。放入木瓜块和冰糖，文火煮 10 分钟，至冰糖溶化，盛入汤碗中。

【用法】佐餐食用适量。

【功效】养胃健脾，补肾强筋。适用于高脂血症患者。

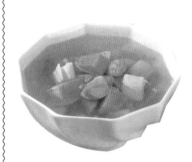

竹笋鲜菇汤

【原料】鲜蘑菇 100 克，竹笋 25 克。姜丝、食盐、糖、素汤（蘑菇蒂、黄豆芽等熬成的汁）、香油、食用植物油各适量。

【制作】蘑菇去杂质，洗净，切成片。竹笋冲洗干净，切成小段。锅上火倒入油烧热，投入姜丝、蘑菇翻炒至软，再添加适量素汤、竹笋烧开，加入食盐和少许糖煮约 6 分钟，淋入香油。

【用法】佐餐食用。

【功效】降脂，降压，清肺。适用于高脂血症、高血压、动脉硬化等患者。

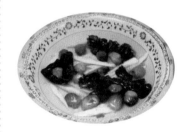

山药海参汤

【原料】水发海参 100 克，猪脊骨 250 克，西洋参 10 克，山药 15 克。姜、食盐各适量。

【制作】将水发海参洗净，切成小块。猪脊骨斩件。山药、西洋参洗净。姜洗净切片。砂锅内放适量清水煮沸，放入猪脊骨，余去血渍，捞出洗净。将山药、猪脊骨、海参、西洋参、姜放入炖盅内，加入适量沸水，隔水炖开，水沸后用文火炖 1 小时，加食盐调味。

【用法】佐餐食用。

【功效】提高记忆力，延缓衰老。适用于高脂血症患者。

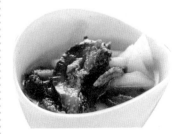

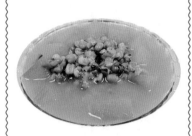

绿豆葫芦汤

【原料】绿豆100克，葫芦壳、西瓜皮、冬瓜皮各30克，糖适量。

【制作】将葫芦壳、冬瓜皮、西瓜皮分别洗净切碎，之后与淘洗干净的绿豆一同放入锅中，加入清水适量，武火煮沸后，改用文火继续煮至绿豆烂熟，用糖调味。

【用法】每日1次，随量食用。

【功效】清热解毒，利水消肿，化浊降脂。适用于高脂血症患者。

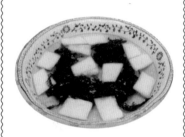

紫菜冬瓜汤

【原料】冬瓜200克，紫菜15克，虾皮少许。葱段、姜片、食盐、料酒、清汤、食用植物油各适量。

【制作】冬瓜切块。紫菜、虾皮用水漂洗干净待用。锅上火倒入油烧热，投入葱段、姜片煸香，放冬瓜块略炒，加入紫菜、虾皮，烹入料酒，添加适量清汤烧开，用文火煮约10分钟，加入食盐调味。

【用法】佐餐食用。

【功效】降糖降脂，利尿消肿。适用于高血压、脑梗死、高脂血症、冠心病等患者。

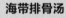
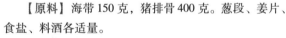

海带排骨汤

【原料】海带150克，猪排骨400克。葱段、姜片、食盐、料酒各适量。

【制作】将海带浸泡后，放笼屉内蒸约30分钟，取出再用清水浸泡，彻底泡发后，洗净控水，切成长方块。猪排骨顺骨切开，横剁成段，入沸水锅中汆去血渍，捞出用温水洗净。砂锅内加入清水1000毫升，放入猪排骨段、葱段、姜片、料酒，用武火煮沸，撇去浮沫，再用中火焖煮20分钟，倒入海带块，换武火煮沸10分钟，拣去姜片、葱段，加食盐调味。

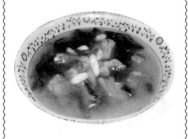

【用法】佐餐食用。

【功效】软坚化痰，清热行水。适用于高脂血症患者。

蛤蜊鲫鱼汤

【原料】蛤蜊 300 克，鲫鱼 450 克。笋、绿叶菜、料酒、胡椒粉、食盐、葱、姜各适量。

【制作】笋、姜分别洗净切丝。葱洗净打成葱结。绿叶菜洗净。鲫鱼宰好洗净，切段，下清水锅中，加葱结、姜丝、笋丝、食盐、料酒烧开，再改用文火焖煮至熟。将蛤蜊下入清水锅中烧开，烹入料酒，待其外壳张开后捞出置汤盆中。鲫鱼汤加绿叶菜和食盐、料酒、胡椒粉烧开，加入蛤蜊汤盆内，放入煮好的鲫鱼。

【用法】佐餐食用。

【功效】降脂利水。适用于高脂血症及慢性肾炎水肿、肝硬化腹腔积液、营养不良性水肿患者。

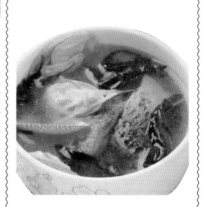

银耳百合汤

【原料】水发银耳 100 克，鲜百合 100 克。蒸熟的绿豆、食盐、胡椒粉、清汤各适量。

【制作】百合去黑根掰成小瓣，洗净待用。银耳洗净，撕成小朵。将银耳放入沸水锅中焖煨约 15 分钟，再加入百合焖煮约 5 分钟，捞出沥干水分，装入汤碗中，加入蒸熟的绿豆。锅上火倒入清汤烧开，用食盐调味，撒入胡椒粉，待微滚，倒入盛银耳、百合的汤碗中。

【用法】佐餐食用。

【功效】保肝护胃，降糖降脂。适用于慢性胃炎、胃溃疡、病毒性肝炎、糖尿病、高脂血症和有慢性咳嗽、秋燥干咳等症状的患者。

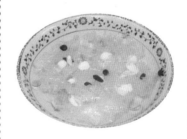

绿豆海蜇汤

【原料】绿豆、海蜇皮各 50 克。

【制作】将海蜇皮洗净切成细条，绿豆淘洗干净，之后把二者一同放入锅中，加入清水适量，共煮成汤。

【用法】每日 1~2 次，食菜饮汤。

【功效】平肝清热，化痰降脂。适用于肝火亢盛型、阴虚阳亢型及痰浊阻滞型高脂血症患者。

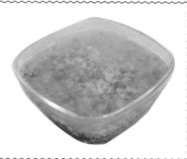

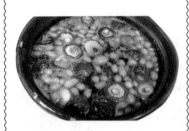

花生香菇瘦肉汤

【原料】花生仁160克，猪瘦肉250克，猪脊骨200克，核桃50克，黄豆50克，香菇20克。姜、食盐各适量。

【制作】将猪瘦肉、猪脊骨斩件。将花生仁、核桃、黄豆、香菇洗净，姜切片。砂锅内放清水煮沸，放猪瘦肉、猪脊骨汆去血渍，温水洗净。花生仁、核桃、黄豆、香菇、猪瘦肉、姜片、猪脊骨放炖盅内，加清水炖2小时，加食盐。

【用法】佐餐食用。

【功效】健脾养胃，补血养颜。适用于高脂血症患者。

海带芹菜虾米汤

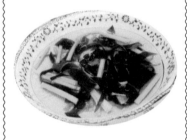

【原料】海带100克，芹菜100克。虾米、姜丝、盐、食用植物油各适量。

【制作】海带用清水漂洗干净，切成菱形片或条状。芹菜择洗干净，切成段。虾米用温水浸泡，然后用水冲洗干净待用。锅上火倒入油烧热，下芹菜武火速炒，尚要断生时先用碗装出。锅继续上火倒入油烧热，投入姜丝煸香，再下海带丝略炒，烹入料酒，添加适量水烧沸，用文火煮至熟透，倒入芹菜、虾米略熟，加入食盐调味。

【用法】佐餐食用。

【功效】降压，降脂，补钙。适用于高血压、老年人骨质疏松症、高脂血症患者。

苦瓜荠菜瘦肉汤

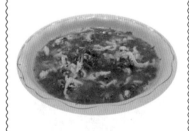

【原料】新鲜苦瓜250克，瘦猪肉120克，荠菜80克。盐、白砂糖、荠粉适量。

【制作】先将瘦猪肉洗净切成薄片，加入食盐、糖、荠粉拌匀上浆。将鲜苦瓜去瓤，洗净切片。将荠菜择洗干净放入锅内，加清水适量，用文火煮半小时，去渣，再加入苦瓜煮熟，然后放入猪肉片，煨煮5分钟，调味。

【用法】饮汤、吃肉片与苦瓜。

【功效】清心解暑，降脂减肥，清肝泄火。适用于肝阳上亢型高脂血症患者。

玉米须豆腐香菇汤

【原料】玉米须 100 克，豆腐 350 克，水发香菇 260 克。葱、食盐各适量。

【制作】将玉米须洗净煮汤取汁。葱少量切末。将豆腐切成小块，香菇洗净切成丝，一起放入玉米须汤汁中煨煮大约 15 分钟。加入葱末、食盐等调味品调味。

【用法】佐餐食用，当日吃完。

【功效】清热利水，降脂平肝。适用于高脂血症伴有高血压及有水肿、黄疸症状的患者。

山药鱼片汤

【原料】活黑鱼 1 条（600 克），山药、萝卜各 100 克，水发海带 50 克。葱段、姜片、料酒、食盐、胡椒粉、淀粉、食用植物油各适量。

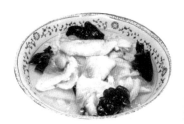

【制作】黑鱼处理干净，取鱼肉批成片，用食盐、料酒、淀粉拌匀上浆。山药去皮，洗净，切成片。萝卜洗净切成片，海带洗净切成条。锅上火倒入油烧热，投入葱段、姜片煸出香味，下鱼片略煎一下，烹入料酒，添加适量水烧开，撇去浮沫，转入砂锅中，放入山药、萝卜、海带武火烧开，转文火炖至鱼肉熟、山药等熟烂时，加入食盐调味，撒入胡椒粉。

【用法】佐餐食用。

【功效】健脾补虚，降糖降脂。适用于身体虚弱、病后恢复期、糖尿病、糖尿病伴胃功能性消化不良、高血压、高脂血症等患者。

牡蛎桑寄生汤

【原料】龙骨 200 克，牡蛎肉 250 克，桑寄生 15 克。老姜、红枣、食盐各适量。

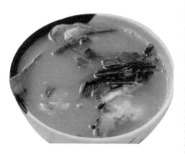

【制作】将龙骨斩件。牡蛎肉、桑寄生洗净。用煲把水煮沸后放入龙骨，煮去表面的血渍，倒出用清水洗净。用瓦煲装清水，武火煮开后放入龙骨、老姜、牡蛎、桑寄生、红枣，煲 2 小时，调入食盐。

【用法】佐餐食用。

【功效】滋阴益血，养心安神。适用于高脂血症患者。

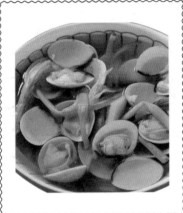

黄花菜蛤蜊汤

【原料】蛤蜊 50 克，黄花菜 30 克，生姜 20 克。葱、食盐、料酒、食用植物油各适量。

【制作】蛤蜊洗净，黄花菜洗净，生姜洗净切片，葱洗净切段。锅内加水煮沸，放入料酒、生姜片、蛤蜊稍煮片刻，捞起滤水待用。将蛤蜊、黄花菜、生姜片放入炖盅内，加入清水，用中火炖 2 小时，调入食盐，撒入葱段。

【用法】佐餐食用。

【功效】滋阴润燥，利尿消肿，软坚散结。适用于高脂血症患者。

黑鱼汤

【原料】活黑鱼 1 条（600 克），冬笋、鲜香菇各 50 克，香菜、葱花、姜片、蒜片、料酒、食盐、胡椒粉、食用植物油各适量。

【制作】黑鱼宰杀，整理清洗干净后，剁成约 2 厘米厚的段，鱼头劈开，冲洗干净。冬笋、香菇、香菜洗净，冬笋、香菇分别切片，待用。锅上火倒入油烧热，将鱼块下锅略煎，烹入料酒，添加适量清水、姜、蒜片，武火烧开略煮，下香菇、笋片，转文火煮至汤汁浓白时，加入食盐调味，出锅装碗，撒上葱花、胡椒粉。

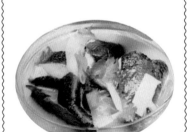

【用法】佐餐食用。

【功效】补脾益胃，利水消肿。适用于身体虚弱、脾胃气虚、营养不良、各类水肿等症及贫血、痔疮、高血压、高脂血症、脚气等患者。

冬瓜汤

【原料】冬瓜 500 克。

【制作】先将冬瓜去瓤，连皮洗净，切成薄片，放入锅中，加水 800 毫升，煎煮大约 10 分钟，去冬瓜取汤汁，代茶饮用。

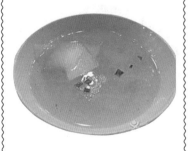

【用法】每次饮 250 毫升，每天饮 2 次。

【功效】利水消脂，清热减肥。适用于高脂血症及单纯性肥胖症患者。

香菇胡萝卜汤

【原料】水发香菇35克，胡萝卜450克，豌豆苗30克。食盐、料酒、黄豆芽汤各适量。

【制作】先将胡萝卜切丝，入沸水中焯至八成熟，捞出。将水发香菇切丝，将豌豆苗择洗干净，入沸水锅中焯透捞出。锅中加黄豆芽汤、料酒、食盐，烧沸，下胡萝卜丝略烫，捞出放置，将香菇丝烫一下，将汤继续烧沸后，撒上豌豆苗，起锅浇在汤碗内。

【用法】佐餐食用。

【功效】益气强身，降脂减肥。适用于高脂血症合并肥胖症患者。

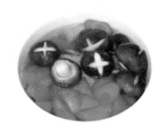

海参蘑菇猪肉汤

【原料】水发海参150克，猪里脊肉100克，鲜蘑菇50克。姜丝、食盐、料酒、淀粉、食用植物油各适量。

【制作】海参洗净，入沸水煮一下，捞出切条。蘑菇切片。猪里脊肉洗净，切成丝，加入料酒、淀粉、食盐拌匀。锅上火倒入油烧热，投入姜丝煸香，再下蘑菇煸炒片刻，添加适量开水煮沸，放入肉丝、海参煮熟，调味。

【用法】佐餐食用。

【功效】降血糖，降血脂。适用于糖尿病、高脂血症、癌症等患者。

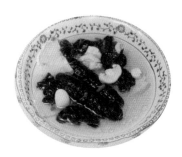

杏仁南瓜汤

【原料】熟杏仁100克，南瓜300克。洋葱、食用植物油、鸡汤、食盐、胡椒粉各适量。

【制作】南瓜去皮，切成块。洋葱洗净，切成丝。起锅倒入食用植物油，下洋葱丝炒香，投入南瓜块，翻炒后加入鸡汤，用武火煮沸，再改文火煨至南瓜块熟烂。用搅拌机将汤汁连南瓜块搅碎，再回锅煮沸，加食盐、胡椒粉调味，再加入熟杏仁。

【用法】佐餐食用。

【功效】止咳平喘，润肠通便。适用于脾虚气弱、营养不良、高脂血症患者。

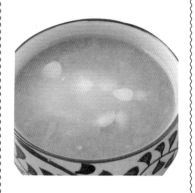

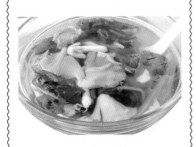

蘑菇菠菜汤

【原料】蘑菇80克，菠菜120克。食盐、葱花、生姜片各适量。

【制作】先将蘑菇切成细丝，菠菜切成小段。在锅内加水适量，烧沸后放入蘑菇丝煮15分钟，再放入备好的菠菜段、葱花、生姜片、食盐煮沸后装汤碗。

【用法】佐餐食用。

【功效】降血脂，清热利胆。适用于高脂血症合并胆囊炎患者。

枸杞瘦肉甲鱼汤

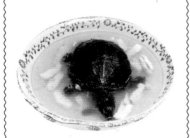

【原料】野生甲鱼1只（约500克），猪瘦肉200克，枸杞30克。葱段、姜片、蒜瓣、胡椒粉、食盐、糖、料酒、食用植物油各适量。

【制作】将甲鱼宰杀，整理清洗干净，除甲壳外，其他剁成小块。猪瘦肉冲洗干净，改刀成小块。将枸杞冲洗干净，用清水泡软。锅上火倒入油烧热，投入葱、姜、蒜煸香，放入甲鱼块煸炒片刻，烹入料酒，添加适量清水，放入猪瘦肉，武火烧开，撇去浮沫，转入砂锅中，用文火炖至甲鱼、猪肉熟烂，再放入枸杞稍炖片刻，加入食盐、胡椒粉。

【用法】佐餐食用。

【功效】滋阴养血，补益肝肾，降脂。适用于手术后自感血虚气弱及高脂血症、高血压患者。

山药豆腐汤

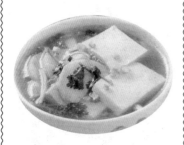

【原料】山药200克，豆腐400克，香菜20克。食用植物油、酱油、香油、葱、食盐各适量。

【制作】山药去皮，洗净，切成片。豆腐用沸水烫一下，再切成片。葱洗净，切花。香菜择洗干净。锅置火上烧热，放食用植物油烧至五成热，放山药片翻炒片刻，加适量清水。待水沸后，倒入豆腐片，煮沸，加酱油、食盐调味，淋香油，撒香菜。

【用法】佐餐食用。

【功效】滋养壮身，助消化，敛虚汗。适用于高脂血症患者。

木耳豆腐汤

【原料】黑木耳 30 克，豆腐 250 克，食盐适量。

【制作】将黑木耳洗净并手撕成瓣，豆腐洗净切成小块，之后一同放锅中，加入清水适量，共煮成汤，用食盐调味。

【用法】每日 1~2 次，食菜饮汤。

【功效】清热和中，化浊降脂。适用于高脂血症患者。

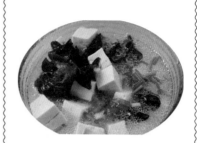

无花果海带冬瓜汤

【原料】水发海带 150 克，冬瓜 200 克，鲜无花果 10 个（或干品 50 克）。葱段、姜片、食盐、料酒、食用植物油各适量。

【制作】海带用清水洗净泥沙，切成条。冬瓜去皮、籽洗净，切成块。无花果冲洗干净，切成小块。若是干品则用水浸泡至软。锅上火倒入油烧热，投入葱段、姜片煸香，倒入海带丝、冬瓜略炒，再烹入料酒，投入无花果，添加适量水烧开，用文火煮约 10 分钟，加入食盐调味。

【用法】佐餐食用。

【功效】降糖，降压，降脂。适用于高血压、高脂血症、脂肪肝、动脉粥样硬化、冠心病、癌症、肥胖症患者。

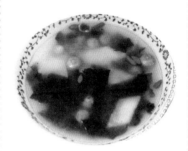

红花生姜豆腐汤

【原料】红花 10 克，生姜 3 片，豆腐 500 克。

【制作】将红花拣去杂质，与生姜片一起煎煮取汁。豆腐洗净，切块。将红花汁与豆腐一起放入锅内，煮约 30 分钟，至豆腐出现蜂窝状小孔，盛出。

【用法】佐餐食用。

【功效】活血化瘀，益气和中。适用于慢性肝炎、早期肝硬化、脂肪肝、高脂血症患者。

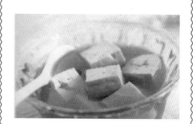

番茄豆腐鱼丸汤

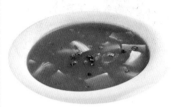

【原料】番茄 250 克，豆腐 250 克，鱼肉 250 克，发菜 25 克。葱、姜、食盐、香油各适量。

【制作】将番茄切块。豆腐切块。发菜洗净，沥干水，切成碎小段。葱洗净，切成葱花。鱼肉洗净，沥干水分，剁烂调味，加入发菜及适量清水，搅至起胶，放入葱花搅匀，做成鱼丸子。将豆腐块放入锅中，加适量清水，武火煮沸后放入番茄。再煮至沸，放入鱼丸子煮熟，加生姜末、食盐，淋入香油。

【用法】佐餐食用。

【功效】健脾消食，养阴润燥。适用于高血压、高脂血症、糖尿病患者。

首乌炖鸡汤

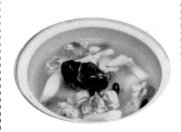

【原料】母鸡 1 只（约 1200 克），何首乌片 60 克，山药 100 克，黑豆 50 克。葱结、姜片、花椒、食盐、料酒各适量。

【制作】鸡处理干净剁块。山药切成片。何首乌、黑豆冲洗干净。将鸡（斩下两爪）放入砂锅中，加适量清水，加葱结、姜片、花椒武火烧开，加入何首乌片、黑豆、料酒，转文火炖至鸡肉熟烂脱骨，放山药，加食盐，炖约 10 分钟，出锅装汤碗。

【用法】佐餐食用。

【功效】补中益气，强壮筋骨。适用于高脂血症、糖尿病、头发早白患者。

黑豆鱼尾汤

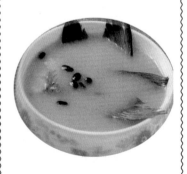

【原料】猪脊骨 500 克，黑豆 50 克，鱼尾 500 克。生姜、食盐各适量。

【制作】将猪脊骨斩件。鱼尾洗净，生姜去皮。砂煲内烧水，待水沸时放入猪脊骨、鱼尾，汆去血渍。将猪脊骨、黑豆、鱼尾、生姜放入砂煲内，加入清水，煲 2 小时后调入食盐。

【用法】佐餐食用。

【功效】消肿下气，润肺去燥。适用于高脂血症患者。

香菇萝卜汤

【原料】香菇 60 克，白萝卜 250 克，豌豆苗 60 克。黄豆芽汤、料酒、葱、姜、食盐各适量。

【制作】将香菇切细丝。豌豆苗择洗干净，下沸水焯一下，捞出。将白萝卜洗净后去外皮，切成丝，入沸水锅中汆至八成熟。将锅置于火上，加黄豆芽汤及料酒，用武火煮沸后，加入葱花、生姜丝、香菇、萝卜丝，煮沸后，放入豌豆苗，加入少许食盐，再煮至沸。

【用法】佐餐食用，适量。

【功效】养胃理气，化痰降压。适用于高脂血症、高血压、慢性胃炎患者。

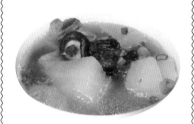

海藻瘦肉汤

【原料】水发海藻、海带各 50 克，猪瘦肉 50 克。葱花、姜丝、胡椒粉、料酒、食盐、食用植物油各适量。

【制作】将海藻、海带漂洗干净，切成条。猪瘦肉洗净，切成丝。锅上火倒入油烧热，投入姜丝煸香，下肉丝略炒，再烹入料酒，放入海藻、海带，添加适量清水武火烧开，撇去浮沫，转文火煮约 15 分钟，加入食盐调味，撒入葱花、胡椒粉。

【用法】佐餐食用。

【功效】降压降脂，清热祛痰。适用于高血压、高脂血症、动脉粥样硬化等患者。

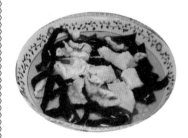

冬瓜红豆汤

【原料】猪脊骨 500 克，猪瘦肉 200 克，冬瓜 500 克，红豆 200 克。姜、食盐各适量。

【制作】将冬瓜洗净切块。猪脊骨、猪瘦肉斩件。姜洗净，去皮。锅内加水煮沸，下猪脊骨、猪瘦肉汆去血渍，洗净备用。在砂煲内放入猪脊骨、猪瘦肉、冬瓜、红豆、姜，加入清水，煲 2 小时，调入食盐。

【用法】佐餐食用。

【功效】补血，利尿，消肿。适用于高脂血症患者。

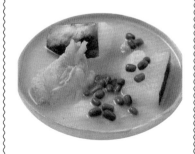

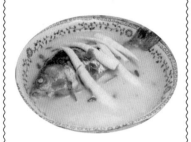

芦笋鲫鱼汤

【原料】鲫鱼1条（约250克），芦笋100克，陈皮10克。姜丝、料酒、食盐、胡椒粉、醋、香油、食用植物油各适量。

【制作】鲫鱼处理干净，在鱼身两侧剞花刀。芦笋切段。陈皮用水泡软。锅上火烧热，用生姜擦锅后倒入油烧热，放鲫鱼煎至两面呈金黄色，烹料酒，加适量清水，加芦笋、陈皮、姜丝武火烧开后，滴少许醋，文火烧约15分钟，加食盐、胡椒粉调味，淋入香油。

【用法】佐餐食用。

【功效】益气健脾，和中开胃，利尿消肿。适用于高脂血症患者。

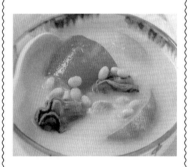

老黄瓜黄豆瘦肉汤

【原料】猪瘦肉200克，猪脊骨250克，老黄瓜250克，蚝豉50克，黄豆50克。老姜片、食盐各适量。

【制作】猪脊骨、猪瘦肉斩件。蚝豉、黄豆洗净。老黄瓜去籽洗净，切段。砂锅内放适量清水煮沸，放入猪脊骨、猪瘦肉汆去血渍，倒出，用温水洗净。用砂锅装水，武火煮沸后，放入猪脊骨、猪瘦肉、蚝豉、黄豆、老黄瓜段、老姜片，煲2小时，调入食盐。

【用法】佐餐食用。

【功效】润脾燥，消积痢。适用于高脂血症患者。

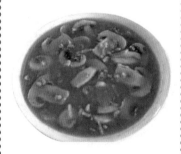

番茄鲜菇汤

【原料】番茄200克，香菇15克。葱花、生姜丝、食盐、十三香、食用植物油各适量。

【制作】番茄切片。香菇切条片。炒锅上武火，放食用植物油，烧至七成热时，放葱花、生姜丝煸香，加入番茄片煸透，再加清水适量煮沸，然后入香菇及十三香、食盐，改用文火煮10分钟左右，盛出。

【用法】每日1~2次，食菜饮汤。

【功效】益气补虚，通脉散瘀，降血脂。适用于高脂血症患者。

薏米鳝鱼汤

【原料】鳝鱼 120 克，水发薏米 65 克，食盐 3 克，料酒 3 毫升。姜片、食盐、料酒各适量。

【制作】将处理干净的鳝鱼切块，装碗，加食盐、料酒腌渍。汤锅中加水煮沸，放入洗好的薏米煮至熟软，放入鳝鱼、姜片，用文火续煮 15 分钟至食材熟烂，放入食盐，拌匀调味。

【用法】佐餐食用。

【功效】补益血，补虚损。适用于高脂血症患者。

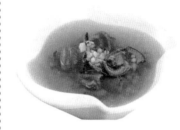

豆瓣黄瓜汤

【原料】老黄瓜 500 克，青蚕豆瓣 100 克。食盐、鲜汤、香油各适量。

【制作】老黄瓜洗净，去皮、瓤，切成 5 厘米的长条。青蚕豆瓣洗净待用。锅上火，放油烧热，投入黄瓜条、青蚕豆瓣煸炒，加入鲜汤，武火烧沸，加入食盐，淋入香油，起锅装盘。

【用法】佐餐食用。

【功效】清热，利水，解毒。适用于高脂血症患者。

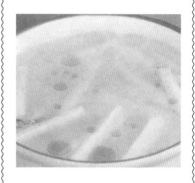

车前子绿豆汤

【原料】绿豆 30 克，车前子（干品）15 克。蜂蜜适量。

【制作】将车前子洗净，装入干净的纱布袋内，扎紧。将绿豆洗净。将纱布袋、绿豆放入锅内，加入适量清水，煮 40 分钟后去纱布袋，再煮约 20 分钟至绿豆熟烂，稍凉后加入蜂蜜，调匀。

【用法】佐餐食用。

【功效】利尿通淋，轻身减肥，清热解毒。适用于高脂血症患者。

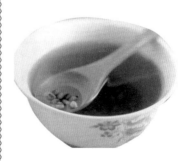

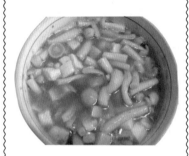

嫩豆腐蘑菇汤

【原料】嫩豆腐块 500 克，鲜蘑菇片 100 克，枸杞子、熟笋片各 20 克。葱花、生姜丝、食盐各适量。

【制作】将嫩豆腐块、鲜蘑菇片、枸杞子（淘洗干净）、熟笋片一同放入锅中，加入适量清水，武火煮沸后，再加葱花、生姜丝、食盐，改用文火继续煮至食物入味。

【用法】每日 1 次，食菜饮汤。

【功效】健脾利湿，化浊降脂。适用于高脂血症患者。

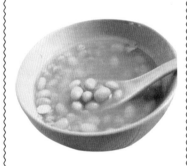

燕麦黄豆汤

【原料】干黄豆 50 克，燕麦 50 克。糖适量。

【制作】将干黄豆用清水浸泡一夜。将泡好的黄豆置入锅中，加入适量清水，先用武火煮至沸腾，再改用文火继续煮。直至黄豆烂熟，加入燕麦再煮 5 分钟，待粥汁浓稠后调入糖。

【用法】佐餐食用。

【功效】降胆固醇，降血糖，防止血管硬化。适用于高脂血症、慢性胃炎患者。

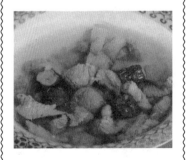

灵芝瘦肉汤

【原料】猪瘦肉 250 克，灵芝 30 克，红枣 5 枚。食盐、料酒、生姜、鲜汤各适量。

【制作】猪瘦肉洗净，切块，焯水待用。灵芝刮去杂质洗净，切成小块。红枣去核，洗净。把全部原料放入砂锅中，加入鲜汤，武火烧沸，撇去浮沫，改文火炖 2~3 小时，调味。

【用法】佐餐食用。

【功效】补气安神，止咳平喘。适用于气血不足型高脂血症、冠心病、慢性肝炎、神经衰弱患者。

紫菜黄瓜汤

【原料】水发紫菜 250 克，黄瓜 100 克，食盐、酱油、香油、生姜末、素汤各适量。

【制作】将水发紫菜洗净，黄瓜洗净后切成片备用。锅中放入素汤，烧沸后放入食盐、酱油、生姜末、黄瓜片，武火煮沸后，加入水发紫菜，淋上香油，再稍煮。

【用法】每日 1~2 次，食菜饮汤。

【功效】清热利湿，降低血脂。适用于高脂血症患者。

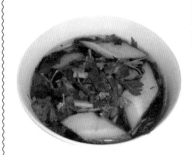

枸杞瘦肉鸡蛋汤

【原料】猪瘦肉 150 克，鸡蛋 1 只，枸杞 20 克。葱花、姜丝、胡椒粉、食盐、料酒、食用植物油各适量。

【制作】猪瘦肉冲洗干净，改刀成丝。鸡蛋磕入碗中搅匀。枸杞冲洗干净，用清水泡软。锅上火倒入油烧热，投入姜丝煸香，下肉丝略炒，再烹入料酒，添加适量清水武火烧开，撇去浮沫，放入枸杞子，待肉丝煮熟，倒入鸡蛋液搅匀，加入食盐、胡椒粉调味，撒上葱花。

【用法】佐餐食用。

【功效】滋补肝肾，养肝明目，抗衰老。适用于肝肾阴虚的头晕、腰膝酸痛、头昏眼花等症状及高血压、高脂血症、脂肪肝等患者。

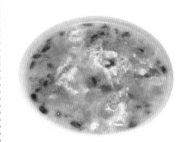

番茄蛋花汤

【原料】番茄 250 克，鸡蛋 2 只，银耳 5 克。鸡汤、食用植物油、食盐、胡椒粉各适量。

【制作】番茄洗净，去核，切块。鸡蛋打匀成蛋液。银耳浸透，放入沸水中稍煮，放凉。锅内放食用植物油烧热，爆炒番茄，放入鸡汤、银耳、食盐、糖、胡椒粉煮沸。加入鸡蛋拌匀，煮成蛋花。

【用法】佐餐食用。

【功效】减肥瘦身，消除疲劳。适用于高脂血症患者。

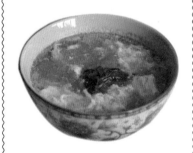

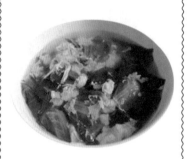

菠菜鸡蛋汤

【原料】鸡蛋2只，菠菜150克，黄花菜、黑木耳各30克，香油、高汤、酱油、姜片、食盐各适量。

【制作】鸡蛋打在碗内搅匀。黑木耳泡发后撕成片。黄花菜泡透洗净。菠菜洗净切开。将高汤入锅，放入黑木耳、黄花菜、菠菜、姜片，武火煮沸，加食盐、酱油，倒入搅匀的鸡蛋，再淋上香油。

【用法】佐餐食用。

【功效】滋阴润燥，舒肝养血。适用于高脂血症患者。

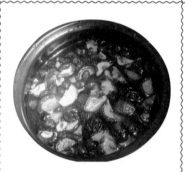

清炖冬菇汤

【原料】干冬菇30个，优质大枣20枚，熟菜籽油60毫升，料酒60毫升。食盐、生姜片各适量。

【制作】先将冬菇、大枣分别洗净。将砂锅内倒入清水800毫升，再放入冬菇、大枣、料酒、生姜片、熟菜籽油，用武火炖1小时，加入食盐。

【用法】佐餐食用，每日早、晚餐各1次。

【功效】降低血脂。适用于高脂血症患者。

海带薏苡仁蛋汤

【原料】水发海带100克，薏苡仁50克，鸡蛋2只。葱花、姜米、食盐、料酒、食用植物油各适量。

【制作】海带用水冲洗干净，切成丝或条状。薏苡仁冲洗干净。鸡蛋磕入碗中，加入料酒搅匀待用。将海带、薏苡仁放入高压锅，添加适量水炖至熟烂。连汤备用。锅上火倒入油烧热，投入葱、姜煸香，倒入鸡蛋液炒熟，将海带、薏苡仁连同其汤一起倒入锅中，烧沸后，再加入食盐调味。

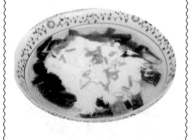

【用法】佐餐食用。

【功效】降脂，强心，利尿，活血。适用于高脂血症患者。

海参羊肉汤

【原料】羊腩肉 350 克，水发海参 3 只。葱段、姜片、八角、花椒、料酒、食盐、白胡椒粉、香油各适量。

【制作】羊腩肉切块，放清水锅中，加葱段、姜片、八角武火烧开，加入料酒转文火焖至羊肉熟透时关火。拆去骨头将肉切成较厚的片。海参切片，入沸水焯，捞出沥水。砂锅上火添加煮羊肉的汤烧沸，放入羊肉片、海参、葱段、姜片、花椒，文火炖约 15 分钟，加食盐调味，撒入白胡椒粉，淋少许香油。

【用法】佐餐食用。

【功效】温肾壮阳，滋补强身。适用于高脂血症伴肾亏遗泄、夜尿频多等患者。

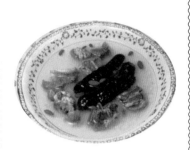

莲子豆仁汤

【原料】大枣、莲子各 30 克，绿豆、薏苡仁、腐竹各 60 克，红糖适量。

【制作】将大枣、莲子、薏苡仁、绿豆分别淘洗干净，腐竹发开切成细丝，之后一同放入砂锅中，加清水，武火煮沸后，用文火慢煮，至莲子、薏苡仁、绿豆熟烂，用红糖调味。

【用法】每日 1 次，随量食用。

【功效】清热解毒，除腻降脂。适用于高脂血症患者。

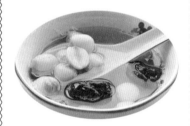

木耳腐竹兔肉汤

【原料】猪脊骨 200 克，猪瘦肉 200 克，木耳 100 克，腐竹 100 克，兔肉 500 克。姜、食盐各适量。

【制作】木耳、腐竹洗净切好。兔肉斩件。猪脊骨、猪瘦肉斩件。砂锅内放清水煮沸，放兔肉、猪脊骨、猪瘦肉氽去血渍后温水洗净。砂锅内放猪脊骨、猪瘦肉、兔肉、木耳、腐竹、姜，加适量清水，煲 2 小时，调入食盐。

【用法】佐餐食用。

【功效】健脾补气，活血化痰。适用于高脂血症患者。

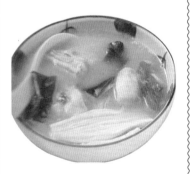

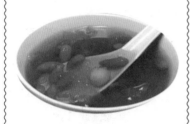

枸杞子莲子汤

【原料】枸杞子 25 克，莲子 150 克，糖适量。

【制作】将莲子用温水泡软后剥去外皮，去莲心，再用热水洗两遍。枸杞子用冷水清洗干净。往砂锅里加入适量清水，放入莲子、白糖煮沸。10 分钟后，放入枸杞子，再煮 10 分钟。

【用法】佐餐食用。

【功效】安神强心，健脾止泻。适用于高脂血症患者。

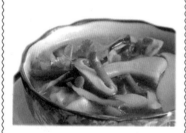

芹菜蘑菇猪蹄汤

【原料】鲜芹菜 250 克，蘑菇 150 克，猪蹄 100 克，生姜 1 片，食盐适量。

【制作】将芹菜去叶洗净切段，将蘑菇、猪蹄分别洗净。在瓦罐内加入清水烧沸，放入猪蹄及生姜片，再改用中火煲 1.5 小时，然后放入芹菜段和蘑菇烧沸，加入食盐调味。

【用法】佐餐食用。

【功效】降脂减肥，清热解毒。适用于高脂血症合并肥胖症患者。

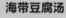
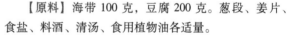

海带豆腐汤

【原料】海带 100 克，豆腐 200 克。葱段、姜片、食盐、料酒、清汤、食用植物油各适量。

【制作】海带用清水泡透，洗净泥沙，切成菱形片或条状。豆腐冲洗干净，切成小块，焯水待用。锅上火倒入油烧热，投入葱段、姜片煸香，倒入海带翻炒，再烹入料酒，添加适量清汤烧开，下豆腐块，用文火煮约 20 分钟，加入食盐调味。

【用法】佐餐食用。

【功效】降脂，降压。适用于高脂血症患者。

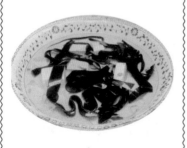

萝卜海带汤

【原料】新鲜白萝卜250克，海带20克，蒲黄10克。食盐、五香粉、大蒜碎末、香油各适量。

【制作】海带切菱形块。白萝卜切成萝卜条，与海带一起放入砂锅中，加水适量，武火煮沸，加入用纱布包裹的蒲黄，文火煨煮半小时，取出纱布卷，煨煮至萝卜条酥烂，加食盐、五香粉及大蒜碎末，淋入香油。

【用法】佐餐食用，喝汤，吃萝卜条、海带片，当日吃完。

【功效】清热解毒，化痰降浊，散瘀降脂。适用于各种类型的高脂血症患者。

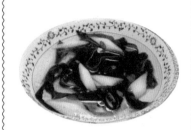

牛肉粉丝汤

【原料】熟牛肉50克，粉丝80克，香菜叶15克。食盐、料酒、胡椒粉、湿淀粉、鲜汤、香油各适量。

【制作】熟牛肉切薄片。香菜叶洗净。粉丝用温水泡发。砂锅上火，放入鲜汤烧沸，下牛肉片，烧沸，撇去浮沫，加入粉丝，盖上盖儿煮3分钟，加食盐，调好味，撒上胡椒粉、香菜叶，淋香油，离火，上桌。

【用法】佐餐食用。

【功效】滋养气血，活筋骨。适用于高脂血症及有脾虚久泻、身体虚弱、腰膝酸软、水肿、便秘症状患者。

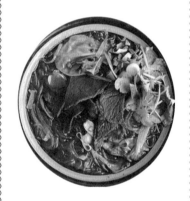

红枣党参牛肉汤

【原料】红枣10克，党参20克，牛肉500克，姜2片，食盐适量。

【制作】将红枣去核，洗净。党参洗净。牛肉洗净，切块。锅内烧水，水开后放入牛肉飞水，再捞出洗净。将党参、红枣、姜片、牛肉块一起放入煲内，加入适量清水，武火煲滚后继续用中火煲3小时左右，放食盐调味。

【用法】佐餐食用。

【功效】补中益气。适用于高脂血症患者。

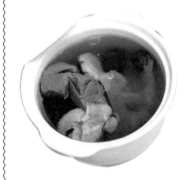

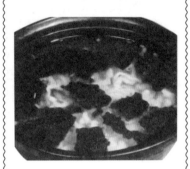

"二菜" 瘦肉汤

【原料】紫菜 60 克，淡菜 90 克，猪瘦肉 180 克。食盐、料酒、生抽、葱花、湿淀粉各适量。

【制作】淡菜用水浸软，洗净。猪瘦肉洗净，切丝，用食盐、料酒、生抽、湿淀粉拌匀上浆。紫菜撕成小块，放入锅内炒片刻，去腥味和沙，用清水浸开、洗净。锅上火，放入清水，加入淡菜，文火煲沸 15 分钟后放入紫菜再煲沸，下肉丝煲至肉熟，调味，撒上葱花，食用。

【用法】佐餐食用。

【功效】清胃生津，滋阴养血。适用于高脂血症患者。

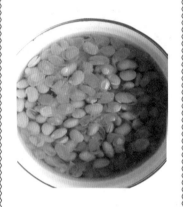

毛豆汤

【原料】毛豆 120 克，清水 450 毫升，红糖 20 克。

【制作】将新鲜毛豆洗净，加入清水 250 毫升，用打浆机打成汁。在锅中加入 200 毫升清水，用武火煮沸后，倒入豆汁继续用武火煮沸，用干净纱布过滤，然后在滤液中加入红糖，继续用文火煮沸 10 分钟。晾凉后放在冰箱中备用。

【用法】直接饮用，分 2 次，当日饮完。

【功效】润燥化痰，健脾活血，降低血脂。适用于各种类型的高脂血症患者。

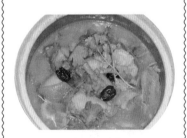

杜仲排骨汤

【原料】杜仲 15 克，排骨 500 克，老姜 10 克，红枣 5 克，食盐适量。

【制作】将杜仲、红枣洗净。排骨洗净，斩块。锅内烧水，水开后放入排骨滚去血污，再捞出洗净。将杜仲、排骨、老姜、红枣一起放入炖盅内，加入适量开水，武火煲滚后改用文火炖约 2 小时，放食盐调味。

【用法】佐餐食用。

【功效】滋阴润燥，益精补血。适用于高脂血症患者。

山药薏米生鱼汤

【原料】薏米 30 克，山药 20 克，生鱼 500 克。料酒、食盐、生姜、食用植物油各适量。

【制作】生鱼洗净，去鳞、鳃、内脏，斩块。薏米洗净。山药、生姜洗净，切片。烧锅下食用植物油，油热后放入生鱼块煎至两面金黄色，捞出沥干油。将薏米、山药片、生姜片、生鱼块一起放入锅内，加入适量清水，煮至薏米熟透，调入料酒、食盐。

【用法】佐餐食用。

【功效】利水，健脾，除痹，清热排脓。适用于高脂血症患者。

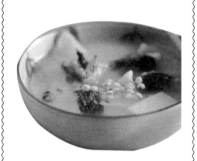

党参当归鳝鱼汤

【原料】鳝鱼肉 250 克，火腿片 50 克，党参、当归各 10 克，鸡汤 500 毫升，食盐 2 克，料酒 10 毫升。葱条、姜片各适量。

【制作】鳝鱼肉洗净切块，汆水。鸡汤入锅煮沸，加料酒、葱条、姜片、火腿片、鳝鱼块、食盐、胡椒粉搅匀。入蒸锅蒸至食材熟透，拣去葱段。

【用法】佐餐食用。

【功效】补益血，补虚损。适用于高脂血症患者。

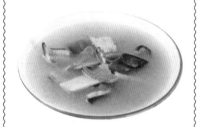

南瓜红枣排骨汤

【原料】南瓜 500 克，红枣 50 克，排骨 300 克，猪脊骨 200 克，猪瘦肉 150 克。老姜、食盐各适量。

【制作】先将排骨、猪脊骨、猪瘦肉斩件。南瓜去皮，切块。砂锅内放适量清水煮沸，放入排骨、猪脊骨、猪瘦肉汆去血渍，倒出，用温水洗净。用砂锅装水，武火煮沸后，放入排骨、猪脊骨、猪瘦肉、南瓜、红枣、老姜，煲 2 小时，调入食盐。

【用法】佐餐食用。

【功效】补中益气，益气生津。适用于高脂血症患者。

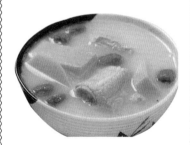

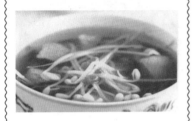

牵牛枸杞子汤

【原料】猪瘦肉 200 克，豆芽 100 克，牵牛子 10 克，枸杞子 20 克。姜片、食盐各适量。

【制作】将牵牛子、枸杞子洗净。猪瘦肉洗净，切块。豆芽洗净。锅内烧水，水开后放入猪瘦肉块，煮去表面的血渍，再捞出洗净。将豆芽、牵牛子、枸杞子、猪瘦肉块、姜片一起放入煲内，加入适量清水，武火煲滚后，改用文火煲 30 分钟，放食盐调味。

【用法】佐餐食用。

【功效】扶正固本，生精补髓，滋阴补肾，益气安神，强身健体。适用于高脂血症患者。

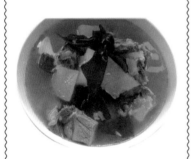

冬瓜海带排骨汤

【原料】猪排骨 500 克，水发海带结 150 克，冬瓜 150 克。葱结、姜片、食盐、料酒、食用植物油各适量。

【制作】猪排骨剁成小段。冬瓜切片。将排骨放入炖锅中，加适量清水煮沸，加生姜、葱、料酒煮至排骨八成熟时，投入海带继续煨至排骨将熟透，投入冬瓜，加食盐、食用植物油，小火煨约 6 分钟，调味。

【用法】佐餐食用。

【功效】益气补血，消痰散结，清热利水，降脂，降压。适用于高血压、高脂血症、动脉硬化、缺碘性甲状腺肿大及水肿患者。

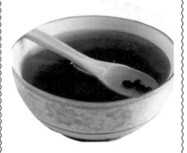

杜仲茅根黑豆汤

【原料】黑豆 300 克，杜仲 10 克，白茅根 50 克（鲜品 100 克）。

【制作】将黑豆除去杂质，洗净并浸泡一个小时后捞出。杜仲、白茅根分别洗净。将黑豆、茅根、白杜仲加清水煮 2 个小时。煲至黑豆酥烂时取出杜仲、白茅根，再煮 5 分钟。

【用法】佐餐食用。

【功效】凉血止血，清热解毒。适用于高脂血症患者。

腐竹白果瘦肉汤

【原料】腐竹 100 克，白果 10 克，猪瘦肉 200 克。姜片、食盐各适量。

【制作】用清水略洗腐竹。白果去壳。猪瘦肉切块，洗净。锅内烧水，水开后放入猪瘦肉块飞水，再捞出洗净。将白果、猪瘦肉块、姜片一起放入煲内，武火煲滚后，改用文火煲约 1 个小时，再放入腐竹煮 10 分钟左右，最后加入适量食盐调味。

【用法】佐餐食用。

【功效】敛肺平喘，收敛除湿。适用于高脂血症患者。

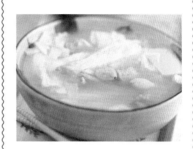

西红柿冬瓜汤

【原料】熟透的西红柿 250 克，冬瓜 120 克。

【制作】将西红柿去蒂洗净，连皮切成薄片，备用。将冬瓜洗净后，切成块，与西红柿片一起放入砂锅中，加水适量，中火煮汤饮用。

【用法】吃菜喝汤，佐餐食用。

【功效】清热解毒，利尿降压。适用于各种类型的高脂血症患者。

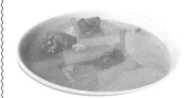

杏仁鲫鱼汤

【原料】鲫鱼 500 克，甜杏仁 10 克。生姜、葱、食盐、食用植物油各适量。

【制作】将鲫鱼宰杀洗净。甜杏仁洗净浸透。生姜切片，葱切段。烧锅下食用植物油，放入少量生姜片，将鲫鱼煎至两面金黄色。将鲫鱼、甜杏仁、生姜片放入炖盅内，加入清水炖 2 小时，调入食盐，撒上葱段。

【用法】佐餐食用。

【功效】滋阴理肺，健脾益气。适用于高脂血症患者。

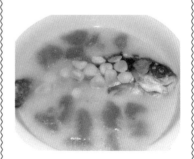

首乌山楂鸡肉汤

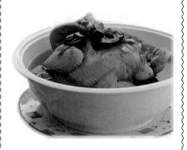

【原料】山楂 15 克，何首乌 15 克，鸡肉 500 克。姜片、食盐各适量。

【制作】山楂、何首乌分别洗净。鸡肉洗净，斩块。锅内放适量清水煮沸，放入鸡肉块汆去血渍，捞出洗净。将鸡肉块、何首乌、山楂、姜片一起放入砂锅内，加入适量清水，武火煮沸，改文火煲 1.5 小时，加食盐调味。

【用法】佐餐食用。

【功效】降血脂。适用于高脂血症患者。

茭白芹菜汤

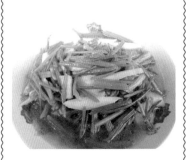

【原料】茭白 30 克，芹菜 50 克。

【制作】将茭白洗净，与洗净切条的芹菜一同放入锅中，加入清水适量，共煮成汤。

【用法】每日 2~3 次，食菜饮汤。

【功效】清热除烦，降低血脂。适用于肝火亢盛型、阴虚阳亢型高脂血症患者。

竹笋香菇汤

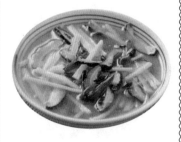

【原料】黄花菜 100 克，香菇 50 克，竹笋 200 克。姜、食用植物油、食盐各适量。

【制作】香菇泡软去蒂切粗丝。姜切丝，黄花菜洗净后打结，竹笋剥皮切粗丝。锅内放食用植物油烧热，放竹笋丝、姜丝炒香，加适量清水，煮沸 15 分钟。再放香菇丝、黄花菜结煮 5 分钟，加食盐调味。

【用法】佐餐食用。

【功效】宽胸利膈，通肠排便。适用于高脂血症患者。

第五节　药　茶　方

　　茶饮包括药茶及药饮。药茶是指用茶及药物按一定比例制成的供饮用的液体。茶饮方有的含有茶叶，有的不含茶叶，有的药物是经晒干、粉碎制成的粗末制品。药饮是将药物或者食品经浸泡或压榨、煎煮，提取分离而制成有效成分含量比较高的饮用液体。药茶不同于其他药膳食品，其基本原料是中药或者茶叶，而食品仅占很小的比例。

二子茶

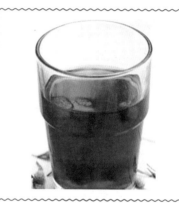

　　【原料】枸杞子30克，女贞子25克。

　　【制作】将枸杞子、女贞子择洗干净，晒干或烘干装入纱布袋中，扎口，放入大杯中，用沸水冲泡，加盖焖15分钟，当茶频饮。

　　【用法】每袋可反复冲泡3~5次，当日服完。

　　【功效】滋阴补肾，散瘀降脂。适用于各种类型的高脂血症患者，尤其适用于中老年肝肾阴虚，阴虚阳亢型高脂血症患者。

枸杞子茶

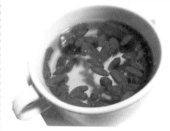

　　【原料】枸杞子30克。

　　【制作】将枸杞子30克放入茶杯中，用开水冲泡后备用。

　　【用法】代茶饮用，每日1剂，分3~5次饮用。

　　【功效】降脂明目，补益肝肾。适用于高脂血症患者。

芹菜银杏叶茶

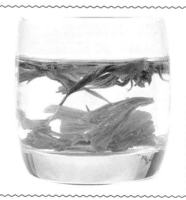

　　【原料】新鲜芹菜500克，银杏叶（干品）20克。

　　【制作】将银杏叶洗净，烘干后研成粗末，一分为二，装入绵纸袋中，封口挂线，备用。将新鲜芹菜择洗干净，保留茎、叶及连叶柄的根部，切碎，放入榨汁机中，快速绞榨取汁备用。

　　【用法】每日2次，每次取银杏叶袋放入茶杯中，加适量芹菜汁，用沸水冲泡，加盖，焖15分钟后饮用。

　　【功效】平肝潜阳。适用于阴虚阳亢型高脂血症患者。

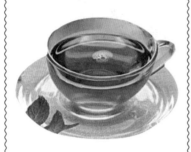

姜黄陈皮茶

【原料】姜黄 12 克，陈皮 10 克，绿茶 3 克。

【制作】将姜黄、陈皮拣洗干净，晒干或烘干，将姜黄切成饮片，将陈皮切碎，与绿茶共研为细末，分装于 2 个绵纸袋中，封口挂线，备用。

【用法】每次 1 袋，每日 2 次，放入茶杯中，用沸水冲泡，加盖焖 15 分钟饮用。每袋可以反复加水冲泡 3~5 次，当日饮完。

【功效】散瘀降浊，活血行气。适用于各种类型的高脂血症，尤其适用于气滞血瘀、脾虚湿盛型高脂血症患者。

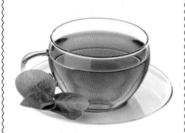

香菇茶

【原料】香菇（干品）5 个。

【制作】先将香菇去杂，洗净，切成细丝，放入杯中，用煮沸的水冲泡，加盖，焖 15 分钟饮用。

【用法】当茶频饮，一般可冲泡 3~5 次。

【功效】补益胃气，降脂，降压。适用于慢性胃炎、高脂血症、高血压患者。

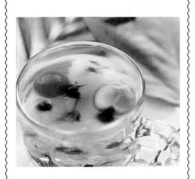

山楂菊花茶

【原料】山楂 30 克，菊花、茶叶、茯苓、莱菔子各 15 克，麦芽、陈皮、泽泻、赤小豆、夏枯草、决明子各 10 克。

【制作】将以上各药共同研为粗末拌匀。

【用法】每日取 10 克放入茶杯中，用沸水冲泡，代茶饮用。

【功效】清肝明目，降脂减肥。适用于高脂血症合并肥胖症患者。

银杏叶甘草茶

【原料】银杏叶（干品）10克，甘草3克。

【制作】先将银杏叶洗净，再与洗净的甘草一起烘干或晒干，研成细末，一分为二，分别装入绵纸袋中，封口挂线。每日2次，每次1袋，每袋可连续冲泡3~5次。

【用法】每次取1袋，放入杯中，用沸水冲泡，加盖，焖15分钟饮用。

【功效】清肺化痰，滋阴益肾。适用于肝肾阴虚型高脂血症患者。

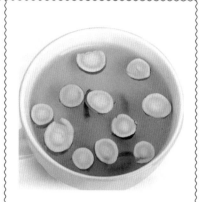

三花橘皮茶

【原料】玫瑰花、茉莉花、玳玳花、荷叶各60克，橘皮10克。

【制作】将以上5味中药共同研为细末，每次取10克，用沸水冲泡。

【用法】代茶频饮。

【功效】健脾理气，利湿消脂。适用于高脂血症患者。

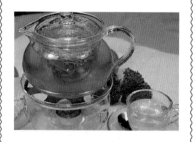

橙子胡萝卜汁饮

【原料】胡萝卜200克，橙子2个，芦笋100克，柠檬20克。凉开水、蜂蜜、碎冰各适量。

【制作】将芦笋洗净切小块，入沸水稍氽，捞出。胡萝卜洗净，切小块。橙子、柠檬分别洗净，去皮，切小块。取榨汁机，放入芦笋块、胡萝卜块、凉开水，一起榨成汁。加入橙子块、柠檬块、蜂蜜、碎冰，开机搅拌均匀。

【用法】代茶频饮。

【功效】软化和保护血管，促进血液循环，降低血脂。适用于高脂血症患者。

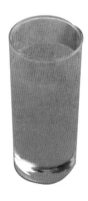

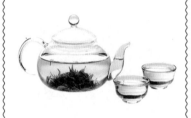

荠菜茶

【原料】荠菜（全草）30克。

【制作】将荠菜去杂，保留根、茎，洗净后晒干，切碎备用。每日2次，每次取10克，放入大茶杯中，用沸水冲泡，加盖，焖10分钟。

【用法】代茶频饮。

【功效】补益心脾，平肝降压。适用于高脂血症合并高血压患者。

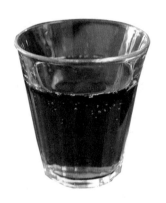

三黄降脂茶

【原料】姜黄、大黄、蒲黄各5克，大枣10枚，蜂蜜10克。

【制作】将姜黄、大黄拣去杂质，洗净，分别切成饮片，与蒲黄一起放入绵纸袋中，与洗净的大枣一起放入砂锅中，加水适量，先用武火煮沸，再改用文火煨煮半小时，取出药袋，拌和均匀。停火后，加入蜂蜜，拌匀。

【用法】早、晚分别饮用1次。

【功效】清热泻火，益气降脂，活血散瘀。适用于各种类型的高脂血症患者，尤其适用于气血瘀滞型高脂血症患者。

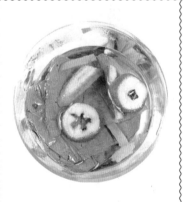

山楂荷叶茶

【原料】山楂30克，荷叶15克，橘皮5克。

【制作】将上述3味中药加清水2碗，煎至1碗，去渣留汁。

【用法】代茶，频频饮用。

【功效】活血化瘀，清热解暑，降低血脂。适用于气滞血瘀型高脂血症患者。

荠菜山楂茶

【原料】新鲜荠菜 250 克，山楂 60 克。

【制作】将山楂去杂，洗净，切成片，盛入碗中，备用。将荠菜去杂，连根、茎、叶洗净，切碎，放入砂锅中，加足量水，用武火煮沸后，再加入山楂片，改用文火煨煮 20 分钟。

【用法】每日早、晚分别服用。

【功效】降脂，降压，行气散瘀。适用于高脂血症合并高血压、动脉粥样硬化症患者。

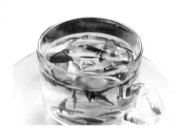

山楂降脂茶

【原料】新鲜山楂 60 克，生槐米 10 克，鲜嫩荷叶 15 克，决明子 15 克。

【制作】将上述原料放入瓷杯中，加沸水适量，加盖焖 15 分钟后饮用。

【用法】代茶饮用，每日 1 剂，不拘时频饮。

【功效】化瘀行滞。适用于高脂血症患者。

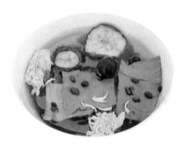

乌龙茶

【原料】乌龙茶 100 克。

【制作】每次取乌龙茶 5 克，放入有盖的瓷茶杯中，用沸水冲泡，加盖，焖 5 分钟。

【用法】每日 2 次，冲泡后饮服。

【功效】消脂减肥。适用于高脂血症合并脂肪肝患者。

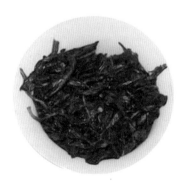

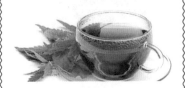

大黄茶

【原料】大黄 100 克，蜂蜜 50 克。

【制作】将大黄洗净，晒干或烘干，研成细末备用。

【用法】每次取大黄细末 1 克，倒入大杯中，用沸水冲泡，加盖，焖 15 分钟后，再倒入 5 克蜂蜜，拌和均匀，饮用。

【功效】降脂减肥，清热泻火。适用于高脂血症合并脂肪肝的患者。

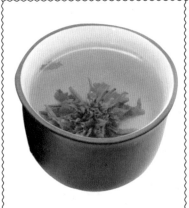

番石榴叶茶

【原料】番石榴叶 6 克。

【制作】将番石榴叶去杂洗净，切碎，上笼蒸 3 分钟左右，然后晾干。

【用法】每日 6 克番石榴叶，冲入沸水，浸泡 15 分钟，代茶频饮。

【功效】消炎止泻，降脂，降压，降血糖。适用于高脂血症、高血压、糖尿病、泄泻患者。

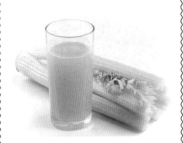

芹菜鲜汁茶

【原料】新鲜芹菜（包括根、茎、叶）450 克。

【制作】将芹菜洗净，晾干，放入沸水中烫泡 3 分钟，捞出，切成细段，捣碎取汁。

【用法】代茶分 3 次饮用，当日饮完。

【功效】平肝降压。适用于高脂血症合并高血压患者。

红花山楂茶

【原料】红花（干品）3 克，鲜山楂 30 克。

【制作】先将红花拣杂，洗净后，晒干或烘干，放入绵纸袋中．封口挂线，备用。再将山楂除去果柄，洗净，切成片，与红花一起放入大杯中，用沸水冲泡，加盖，焖 15 分钟饮用。

【用法】每日 1 剂，代茶频饮。一般可连续冲泡 3~5 次。

【功效】消食导滞，祛瘀降脂。适用于各种类型的高脂血症患者。

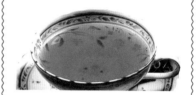

山楂绿茶

【原料】新鲜山楂 5 枚，绿茶 3 克。

【制作】先将鲜山楂拣杂，洗净后，切成片，并且将其核敲碎，与茶叶一起放入茶杯中，用沸水冲泡，加盖，焖 15 分钟饮用。

【用法】当茶频饮，一般可冲泡 3~5 次。

【功效】活血化瘀，清热降火，健胃消食。适用于气滞血瘀型高脂血症患者。

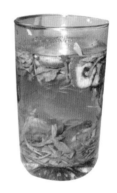

柿叶山楂茶

【原料】柿叶 12 克，山楂 15 克，茶叶 4 克。

【制作】将以上 3 味中药一起放入茶杯中，用沸水冲泡，加盖，焖 15 分钟。

【用法】代茶频饮。每日 1 剂。

【功效】活血化瘀，降脂，降压。适用于高脂血症、高脂血症合并冠心病、高血压患者。

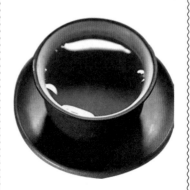

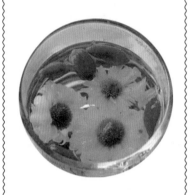

杞菊茶

【原料】枸杞子 30 克，白菊花 10 克。

【制作】将上述 2 味中药放入瓷杯中，水煎煮后代茶饮用。

【用法】每日 1 剂，分 3 次饮用。

【功效】明目养肝，降脂补肾。适用于肝肾亏虚型高脂血症患者。

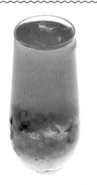

山楂槐花茶

【原料】山楂 15 克，槐花 15 克。

【制作】将上述中药用水煎服，代茶饮用。

【用法】每日 1 剂，分 3~5 次饮服。

【功效】降低血脂，扩张血管。适用于高脂血症合并动脉粥样硬化患者。

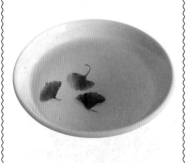

银杏茶

【原料】银杏叶少许。

【制作】将银杏叶加水适量，煎煮后取汁。

【用法】代茶饮用。

【功效】活血化瘀，祛痰降脂。适用于高脂血症患者。